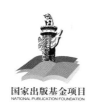

「十三五」国家重点图书出版规划项目

中医古籍名家点评丛书

总主编◎吴少祯

宋·沈括 苏轼◎撰

点评◎沈澍农

校注◎温雯婷 沈澍农

苏沈良方

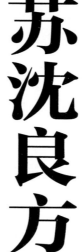

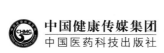

中国健康传媒集团
中国医药科技出版社

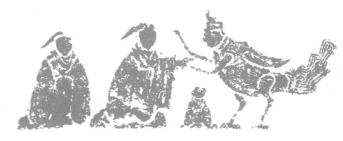

图书在版编目（CIP）数据

苏沈良方/（宋）沈括，（宋）苏轼撰；沈澍农点评. —北京：中国医药科技出版社，2018.12

（中医古籍名家点评丛书）

ISBN 978 – 7 – 5214 – 0538 – 5

Ⅰ.①苏…　Ⅱ.①沈…②苏…③沈…　Ⅲ.①方书 – 中国 – 宋

Ⅳ.①R289.344.1

中国版本图书馆 CIP 数据核字（2018）第 246908 号

美术编辑　陈君杞

版式设计　麦和文化

出版　**中国健康传媒集团**｜中国医药科技出版社

地址　北京市海淀区文慧园北路甲 22 号

邮编　100082

电话　发行：010 – 62227427　邮购：010 – 62236938

网址　www.cmstp.com

规格　710×1000mm $\frac{1}{16}$

印张　13 ¼

字数　160 千字

版次　2018 年 12 月第 1 版

印次　2023 年 11 月第 2 次印刷

印刷　三河市百盛印装有限公司

经销　全国各地新华书店

书号　ISBN 978 – 7 – 5214 – 0538 – 5

定价　**36.00 元**

获取新书信息、投稿、为图书纠错，请扫码联系我们。

出版者的话

中医药是中国优秀传统文化的重要组成部分之一。中医药古籍中蕴藏着历代名家的思维智慧与实践经验。温故而知新，熟读精研中医古籍是当代中医继承、创新的基石。新中国成立以来，中医界对古籍整理工作十分重视，因此在经典、重点中医古籍的校勘注释，常用、实用中医古籍的遴选、整理等方面，成果斐然。这些工作在帮助读者精选版本、校准文字、读懂原文方面发挥了良好的作用。

习总书记指示，要"切实把中医药这一祖先留给我们的宝贵财富继承好、发展好、利用好"，从而对弘扬中医药学、更进一步继承利用好中医药古籍提出了更高的要求。为此我们策划组织了《中医古籍名家点评丛书》，试图在前人整理工作的基础上，通过名家点评的方式，更进一步凸显中医古代要籍的学术精华，为现代中医药的发展提供借鉴。

本丛书遴选历代名医名著百余种，分批出版。所收医药书多为传世、实用，且在校勘整理方面已比较成熟的中医古籍。其中包括常用经典著作、历代各科名著，以及古今临证、案头常备的中医读物。本丛书致力于将现有相关的最新研究成果集于一体，使之具备版本精良、校勘细致、内容实用、点评精深的特点。

参与点评的学者，多为对所点评古籍研究有素的专家。他们学验俱丰，或精于临床，或文献功底深厚，均熟谙该古籍所涉学术领域的整体状况，又对其书内容精要揣摩日久，多有心得。本丛书的"点评"，并非单一的内容提要、词语注释、串讲阐发，而是抓住书中的主旨精论、蕴含深义、疑惑谬误之处，予以点拨评议，或考证比勘，溯源寻流。由于点评学者各有专擅，因此点评的形式风格也或有不同。但其共同之点是有益于读者掌握、鉴识所论医籍或名家的学术精华，领会临床运用关键点，解疑破惑，举一反三，启迪后人，不断创新。

　　我们对中医药古籍点评工作还在不断探索之中，本丛书可能会有诸多不足之处，亟盼中医各科专家及广大读者给予批评指正。

中国医药科技出版社

2017年8月

作为毕生研读整理、编纂古今中医临床文献的一员，前不久，我有幸看到张同君编审和全国诸多相关教授专家们合作编撰《中医古籍名家点评丛书》的部分样稿。感到他们在总体设计、精选医籍、订正校注，特别是名家点评等方面卓有建树，并能将这些名著和近现代相关研究成果予以提示说明，使古籍的整理探索深研，呈现了崭新的面貌。我认为这部丛书不但能让读者系统、全面地传承优秀文化，而且有利于加强对丛书所选名著学验主旨的认识。

在我国优秀、靓丽的文化中，岐黄医学的软实力十分强劲。特别是名著中的学术经验，是体现"医道"最关键的文字表述。

《礼记·中庸》说："道也者，不可须臾离也。"清代徽州名儒程瑶田说："文存则道存，道存则教存。"这部丛书在很大程度上，使医道和医教获得较为集中的"文存"。丛书的多位编集者在精选名著的基础上，着重"点评"，让读者认识到中医药学是我国优秀传统文化中的瑰宝，有利于读者在系统、全面的传承中，予以创新、发展。

清代名医程芝田在《医约》中曾说："百艺之中，惟医最难。"特别是在一万多种古籍中选取精品，有一定难度。但清代造诣精深的名医尤在泾在《医学读书记》中告诫读者说："盖未有不师古而有济于今者，亦未有言之无文而能行之远者。"这套丛书的"师古济今"十分昭著。中国医药科技出版社重视此编的刊行，使读者如获宝璐，今将上述感言以为序。

中国中医科学院

余瀛鳌

2017年8月

目录 | Contents

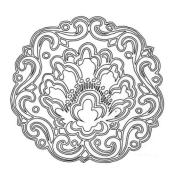

全书点评 ·· 1

校注说明 ·· 11

良方序 ··· 1

苏沈内翰良方卷第一 ·································· 4

脉说 ·· 4

苍耳说 ·· 5

记菊 ·· 5

记海漆 ·· 6

记益智花 ·· 7

记食芋 ·· 7

记王屋山异草 ··· 8

记元修菜 ·· 8

记苍术 ·· 8

记流水止水 ·· 9

论脏腑 ·· 10

论君臣 ·· 11

论汤散丸 ·· 11

论采药 …………………………………………… 12

论橘柚 …………………………………………… 13

论鹿茸麋茸 ……………………………………… 13

论鸡舌香 ………………………………………… 14

论金罂子 ………………………………………… 15

论地骨皮 ………………………………………… 15

论淡竹 …………………………………………… 15

论细辛 …………………………………………… 16

论甘草 …………………………………………… 16

论胡麻 …………………………………………… 17

论赤箭 …………………………………………… 17

论地菘 …………………………………………… 18

论南烛草木 ……………………………………… 18

论太阴元精 ……………………………………… 18

论稷米 …………………………………………… 19

论苦耽 …………………………………………… 20

论苏合香 ………………………………………… 20

论薰陆香 ………………………………………… 20

论山豆根 ………………………………………… 21

论青蒿 …………………………………………… 21

论文蛤海蛤魁蛤 ………………………………… 21

论漏芦 …………………………………………… 22

论赭魁 …………………………………………… 22

论龙芮 …………………………………………… 22

论麻子 …………………………………………… 22

灸二十二种骨蒸法 ……………………………… 23

唐中书侍郎崔知悌序 …………………………… 23

取穴法 …………………………………………… 24

用尺寸取穴法 ·················· 27

艾炷大小法 ·················· 27

取艾法 ·················· 27

用火法 ·················· 28

具方 ·················· 28

苏沈内翰良方卷第二 ·················· 29

论风病 ·················· 29

四神丹 ·················· 29

四味天麻煎方 ·················· 30

木香散 ·················· 30

左经丸 ·················· 31

烧肝散 ·················· 32

伊祁丸 ·················· 33

乌荆丸 ·················· 33

沉香天麻煎丸 ·················· 34

服威灵仙法 ·················· 34

煮肝散 ·················· 35

乌头煎丸 ·················· 35

通关散 ·················· 36

辰砂散 ·················· 37

治诸风上攻头痛方 ·················· 38

侧子散 ·················· 38

四生散 ·················· 39

苏沈内翰良方卷第三 ·················· 41

论圣散子 ·················· 41

圣散子启 ·················· 42

圣散子方 ··· 43

小柴胡汤 ··· 43

麻黄丸 ··· 45

治暑暍逡巡闷绝不救者 ································· 45

治暑伤肌肤多疮烂或因搔成疮者 ···················· 46

木香丸 ··· 46

枳壳汤 ··· 47

栀子汤 ··· 49

五积散 ··· 50

顺元散 ··· 51

紫金丹 ··· 51

七枣散 ··· 51

葱熨法 ··· 52

金液丹 ··· 53

苏沈内翰良方卷第四 ······················· 54

服茯苓说 ··· 54

服茯苓赋 ··· 54

木香散 ··· 57

硇砂煎丸 ··· 58

黑神丸 ··· 59

神保丸 ··· 60

小建中汤 ··· 60

进食散 ··· 61

压气散 ··· 62

诃子丸 ··· 62

椒朴丸 ··· 63

无碍丸 ··· 64

桂香散 ·················· 64

健脾散 ·················· 65

香姜散 ·················· 65

引气丹 ·················· 66

沉麝丸 ·················· 66

礞石丸 ·················· 67

褐丸 ·················· 67

神圣香薷散 ·················· 68

治腹中气块 ·················· 69

暴下方 ·················· 69

治泻痢方 ·················· 69

茶方 ·················· 70

苏沈内翰良方卷第五 ·················· 71

与翟东玉求地黄 ·················· 71

苏合香丸 ·················· 71

明月丹 ·················· 73

火角法 ·················· 74

九宝散 ·················· 74

何首乌散 ·················· 75

治消渴方 ·················· 76

经效阿胶丸 ·················· 76

灸咳逆法 ·················· 77

羌活散 ·················· 77

治肺喘 ·················· 79

朱砂膏 ·················· 79

蕊珠丹 ·················· 80

至宝丹 ·················· 80

四神散 ·· 81

半夏汤 ·· 81

白雪丸 ·· 82

龙胆丸 ·· 83

苏沈内翰良方卷第六 ···················· 84

问养生 ·· 84

论修养寄子由 ······································ 85

养生说 ·· 85

续养生论 ·· 86

书养生论后 ·· 89

养生偈 ·· 89

寄子由三法 ·· 90

上张安道养生诀 ································ 92

神仙补益 ·· 93

穀子煎法 ·· 95

书辟谷说 ·· 96

阳丹诀 ·· 97

阴丹诀 ·· 97

秋石方 ·· 98

金丹诀 ·· 101

龙虎铅汞说 ·· 101

记丹砂 ·· 104

记松丹砂 ·· 104

苏沈内翰良方卷第七 ················ 105

治眼齿 ·· 105

治内障眼 ·· 105

还睛神明酒 ·················· 105

治诸目疾 ·················· 106

点眼熊胆膏 ·················· 107

苘实散 ·················· 108

狸鸠丸 ·················· 108

偏头痛方 ·················· 109

硫黄丸 ·················· 109

胡芦巴散 ·················· 110

治鼻衄方 ·················· 110

治鼻衄不可止欲绝者 ·················· 110

刺蓟散 ·················· 111

槐花散 ·················· 112

紫粉丸 ·················· 112

软红丸 ·················· 113

酒磨丸 ·················· 113

绿云膏 ·················· 114

灸牙疼法 ·················· 114

服松脂法 ·················· 114

苏沈内翰良方卷第八 ·················· 116

治水气肿满法 ·················· 116

逐气散 ·················· 116

二姜散 ·················· 117

川楝散 ·················· 117

仓卒散方 ·················· 117

断弓弦散 ·················· 118

芍药散 ·················· 118

四神散 ·················· 119

陈应之疗痢血方 ···················· 119

樗根散 ···························· 120

药歌 ······························ 120

治肠痔下血如注久不瘥者 121

治小便不通 122

治小便数方 122

茯苓散 ···························· 123

疗寸白虫 ·························· 123

苏沈内翰良方卷第九 ················ 125

治痈疽疡久不合 ···················· 125

治痈疽 ·························· 125

小还丹 126

柞叶汤 ···························· 127

治肿毒痈疽 ························ 127

白膏 ···························· 128

云母膏 ···························· 128

小朱散 ···························· 130

治发疮疹不透畜伏危困者 ············ 130

柴胡汤 ···························· 131

治瘰疬 ···························· 131

疗风毒瘰疬 ························ 132

地骨皮散 ·························· 132

治癞方 ···························· 133

治年久里外疮臁不瘥者 ·············· 134

火府丹 ···························· 134

疗久疮 ···························· 135

治疮疥甚者 ························ 135

治阴疮痒痛出水久不瘥 ················· 135

治癣方 ································ 136

系瘤法 ································ 136

治甲疽 ································ 137

续骨丸 ································ 137

神授散 ································ 138

治骨鲠或竹木签刺喉中不下 ············· 139

治诸鲠 ······························ 139

苏沈内翰良方卷第十 ················· 141

泽兰散 ································ 141

朱贲琥珀散 ·························· 141

麦煎散 ································ 142

白术散 ································ 142

肉桂散 ································ 143

大黄散 ································ 143

黑神丸 ································ 144

治褓中小儿脐风撮口法 ················ 144

青金丹 ································ 145

桔梗散 ································ 146

小黑膏 ································ 146

治痘疮无瘢 ·························· 147

治疮疹 ······························ 147

辰砂丸 ································ 148

治小儿豌豆疮 ························ 148

麝香散 ································ 148

治小儿走马疳 ························ 149

牛黄煎 ······························ 149

田季散 ··· 150

乌头散 ··· 151

茱萸丸 ··· 151

吴婆散 ··· 152

寒水石散 ··· 153

小朱砂丸 ··· 153

妙香丸 ··· 153

治小儿脐久不干赤肿出脓及清水 ················· 154

治小儿热嗽 ··· 154

治小儿疳肥疮 ·· 155

杂记传小说中方 ··· 155

子瞻杂记 ·· 159

跋 ··· 162

鲍廷博后记 ··· 163

附录一 ··· 164

钦定四库全书总目提要 ·································· 164

四库全书提要 ·· 166

御制题武英殿聚珍版十韵有序 ······················ 167

苏沈内翰良方序 ··· 169

苏沈内翰良方序 ··· 170

附录二 ··· 172

苏沈内翰良方目录 ·· 172

附录三 ··· 178

方名索引 ·· 178

　　《苏沈良方》又称《苏沈内翰良方》《苏沈二内翰良方》等，编集之初为十五卷，今通行本有八卷本及十卷本。该书作者为北宋时沈括及苏轼二位翰林学士，但非当时合著之书，乃后人以沈括所著《良方》附益以苏轼作品中之医药杂说而成。沈括、苏轼皆博学多识而喜好医理之士，《良方》是沈括理究《内》《易》，沿承家学，糅纳诸说，并结合个人经验编辑而成的实用性方书；苏轼医药杂说至今未有切实证据证明曾单独成编，但其中所论医理颇有见地，所记方药多有所补白，至今仍有重要的文史和临床参考价值。

一、成书背景

1. 作者简介

　　苏轼，字子瞻，号东坡居士，四川眉山县人，生于宋仁宗景祐三年十二月十九日（1037 年 1 月 8 日），于宋徽宗建中靖国元年七月二十八日（1101 年 8 月 24 日）在常州病逝。自嘉祐二年（1057）赴试登榜以来，苏轼因卷入新旧党争而几次被贬谪流放。苏轼的文集涉及政治见解、哲学思维、逸闻掌故、天文星象、易理卜算、农耕技术、美食民俗等多种题材的文章，他还热心于医药学的研究，尤其对炼丹养生、气功导引颇有心得。据林语堂《苏东坡传》记载，苏轼很可能是中国古代最早练习用印度瑜伽术的名家之一。本书中所收录其医药杂说笔记，不仅有对养生法和炼丹术的心得体会，有一些治疗疾病的药方和对药物的考辨，还在写给亲友的书信中提到医药方面的经验感悟。

沈括，字存中，号梦溪丈人，生于天圣九年（1031），卒于绍圣二年（1095）。英国著名的科技史研究专家李约瑟博士赞誉他为"中国整部科学史中最卓越的人物"，并称其著作《梦溪笔谈》为"中国科学史的里程碑"；四库馆臣言其"在北宋，学问最为博洽，于当代掌故及天文、算法、钟律尤所究心"。沈括是历史上罕见的通才，在各学科领域中均有深入而富有创造性的研究，他在医学方面的成就主要见于其所作的《灵苑方》《别次伤寒》《良方》《梦溪笔谈·药议》《梦溪忘怀录》等著作中。其中《灵苑方》一书在《郡斋读书志》《遂初堂书目》《直斋书录解题》及《宋史·艺文志》中均有著录，《永乐大典》曾辑录了一部分，南宋李朝正《备急总效方》引有20条，《本草纲目》中也选用了其中部分内容（9条），惜原书已散佚。张蔵为朱肱《南阳活人书》所作之序中曾提及沈括《别次伤寒》，然此书亦难逃兵燹虫灾之祸。《梦溪笔谈》所论医药仅太仓一粟，且其中医药内容于《良方》中多有收录。《梦溪忘怀录》主要为农学著作，且原书亦亡佚多时。其中唯《苏沈良方》，是沈括唯一传世的医药学专著，乃后人将《良方》与苏轼的医药学随笔合编而成，虽在流传过程中栉风沐雨，曾几近澌灭无闻，而后重现又由十五卷散落成十卷（清四库馆臣从《永乐大典》中辑出者为八卷），但所幸今通行本仍存其大部，是管窥沈括医药学成就必不可少的重要文献资料。

2. 时代背景

两宋时期，验方收集和方书编纂出现了空前繁荣的景象，这与当时的时代背景密切相关。政治上，结束了分裂混乱的五代十国时期，进入了较长时间的承平年代，战时疾病横行所积累下来的医学实践经验，加上宋朝对文官队伍培养和建设的重视，使文化背景较深的儒士在医学知识研习和创新上有特殊的需求和独到的优势。经济上，两宋经贸的发展，促使许多外来医药理论和药材进入中国，促进了新的医学理论、方剂组方、药物炮制和剂型工艺的形成。科技上，指南针扩大了对外交流，活字印刷术使得医药知识得以更加便捷地记录和传播。文化上，庞大的文官队伍在皇帝的鼓励下喜好谈医论药，具有较深文化底蕴的士人促进了方书方药在理论上的巨大进步，改变了医药人员的组成结构。而这一切都与宋代帝王对医方搜集和方书编录的重视密不可分。太平兴国三年（978），宋太宗诏翰林医官院向全国征集经验良方、单方、秘方，命王怀隐等辑成《太平圣惠方》100卷，分1670门，收方16800余首（其中包括太宗潜邸时曾搜罗宝藏的效验医方1000余首），集宋以前医方之大成。元丰年间（1078—1085），朝廷又诏天下进献良方，集为《太医局方》13卷，大观年间（1107—1110），经裴宗元、陈师文等校正整理，选优择精，订成5卷，分21门，计297方，此后屡经增订，至绍兴二十一年（1151），订为10卷，分14门，载方788首，这是我国第一部由国家颁行的成药典。

宋朝帝王对医药知识的重视和人们对维持健康的需求，使得士人知医成为一时风尚。他们积极倡行和参与医药活动，开展医学教育，组织编纂、整理医书，出现了苏轼、沈括、许叔微、王衮、严用和、王贶、史堪、洪遵等一大批知医论药的名士，从王侯将相到文人儒士，不乏对医学颇有造诣者，范仲淹更有"不为良相，当为良医"的名言。在这种思想的影响下，随着"儒医"阶层的形成，社会对医药产生了前所未有的关注，促使了方书的大量问世。沈括的《良方》和苏轼的医药杂论，便是在这样的时代背景下撰写而成，又由后人汇集成了《苏沈良方》。

二、主要内容

本书的记载包括临床各科单验方（时或在方后附有验案）、医论药议、仙道传奇、本草辨伪、尺牍往还等内容。书中最早收载了至宝丹、沉麝丸、麦饭石等重要方剂，汇录四神丹、四味天麻煎、木香散、左经丸等各科验方150余首并对部分搜集的药方进行了改良和发挥，考辨或介绍了苍耳、菊、海漆、益智花等30余种药物的名实、性状、产地和功用，对汤、散、丸等药物剂型的功效特点发表了精到的见解。本书还首次详细记录了"秋石"的炼制方法和现实应用，有人认为是世界上最早的人工提取甾体类性激素的记载。

作为一本合编的著作，《苏沈良方》糅合了苏、沈两位的学术倾向。就源资料而言，沈氏的《良方》是较为常规的中小型中医验方书，而苏氏的文章则以养生修炼类为主。

沈括在《良方》自序中说，其传方是"随得随注，随以与人"的，但在编辑成书时，或许应该有一定章法。从现存本《苏沈良方》看，至迟在后人合编该书时，是按一定系统编排的。依现存内容看，各卷分工为：卷一，医论、药论、艾灸法；卷二，风病；卷三，伤寒；卷四，服食与脾胃诸证；卷五，劳损痰嗽；卷六，养生修炼；卷七，头面诸病与吐逆；卷八，下焦二阴病证；卷九，痈肿瘰疬，外伤折损；卷十，妇儿杂证。可以看出，合编整理时并非杂乱编排，而有一定系统。后世散佚内容容易看出的是五脏系统中缺少了心、肝、肾病，古代方书多列为单篇的黄疸、霍乱、消渴、水肿等原本也可能单独或组合成卷。但确切情况现在已经无从得知。

以合编的资料来源看，今本《苏沈良方》共存200多篇，有学者考证，其中来自苏氏的约30篇左右，其他均来自沈括的《良方》。

三、主要学术思想

1. 效验为先

《苏沈良方》虽非沈括、苏轼合作之书，但二人的录写原则是不谋而合的，即以方药的验效为先，书中所载多为亲验有效或见他人用之奇效之方，正如沈括《良方》所言："必目睹其验，始著于篇"。沈括记至宝丹时言其"本池州医郑感庆历中为予处此方，以其屡效，遂编入《灵苑》"，可见其亲获效验方载于册；苏轼所载方常有炮制流程、煎煮步骤、服药宜忌等细节，若非亲身试之，难以如此全备。

2. 考名质实

中药的使用历史悠久，药材的药名在时代更迭中由于种属的区分、用药部位的细化、诸多因素（如方言、避讳）导致的异名、相似药材的混用等原因，不同时代和地区所称药物与其实物时常存在差异，这也直接影响了方剂的治疗趋向和效果。沈、苏二人十分重视鉴别药物名称和实物之间的异同，本书中有多篇药味名实考证的内容，如沈括《记鸡舌香》，记录了他辑《灵苑方》时以之为丁香母，今识之为丁香，而世人有误以乳香用之者。

3. 各科并重

苏轼所著医药杂说，本是随笔散文之形式，所见所闻即落诸笔端，甚或仅为与亲友之书信往来，因此内容并无一定框架，也不拘定格式和内容，所论医药门类众多，涉及宽泛。而沈括《良方》虽为一本"随得随注，随以与人"的小型方书，"然内症外症，妇人小儿，以至杂说，依稀略备"，且如前所说，原书可能是系统相对完整的，包含着五脏疾病和一些常见病种。可见其对各科病症的重视，尤以其中疾病杂难、方药奇效者为重。

四、学习要点

1. 了解全书知识要点

本书的各篇内容之间既可按一定的医学逻辑进行归纳分类，又可抽出单独成编，每一篇文字都是一个小知识点。由于沈括、苏轼均为文学造诣深厚之文士，谈医论药时具有逻辑清晰、步骤详明、要点突出、文字流畅的特点，因此虽然本书结构较为散漫，但每篇的主旨十分明朗，令人读之顺畅，易于理解。但也因知识点分散、并无一贯始终的思想主线串联的缘故，读者在阅读的过程中，需要逐一学习和把握知识要点。

2. 理解篇章文化内涵

因皇帝对文官队伍建设培养的重视，宋朝年间出现了大批文学底蕴深厚、又喜欢谈医论道的文人学士。他们将佛家、道家等宗教的思维逻辑与医学思想相结合，进一步推动了医学理论的发展和创新。本书中出现了多处佛教和道教术语，有些词汇的内涵于今人较为晦涩和陌生，读者在阅读时可结合注文进行理解和掌握。

3. 辩证看待书中内容

诚然以沈、苏之博洽多闻、审慎严谨，所述所录皆以其所见所识之实为之文，但其中仍不免有白璧微瑕、考证不当之处。如沈括在《论甘草》中认为《本草》注引《尔雅》所云之"蘦，大苦"，此"大苦"为黄药而非甘草，然王念孙考证实为地黄。另有部分道家养生方法，带有类似巫祝余绪的迷信色彩，是旧时人们宗教信仰理念的一种体现，读者应辨别之，作了解当时文化风气以待。

五、成书年代

1. 沈括《良方》成书年代

沈括《良方》中有"贴疮药"一方中言"此予寓秀州目见者"；又"小黑膏"一方中提及"润州傅医专卖此药"，因此胡道静先生认为《良方》是沈括在离开秀州后、定居润州梦溪园期间所作（约元祐三年至绍圣二年，1088—1095）。而李裕民先生则认为其当成书于元祐元年至三年（1086—1088）。

但经戴志恭、王重迁二位学者考证，沈括当在元丰八年（1085）三月由随州前往秀州的途中，途经润州，沈括九年前（熙宁九年，1076）曾托人在润州购置过一方园圃，于是他于元丰八年七月便在此筑舍居，是为"梦溪园"，是年冬方抵达秀州任上。因《良方》是沈括"随得随注，随以与人"之作，因此"小黑膏"也可能是他在去秀州之前、筑梦溪园期间所记，未必是离开秀州、返回润州定居时之作。读者可参考辨析之。

2.《苏沈良方》成编年代

《苏沈良方》前有一篇林灵素所作之序，其中无一字提到苏轼，可见其所说的"此方"乃是沈括之《良方》，而非合编之后的《苏沈良方》。根据序中"然此方经验有据，始敢镂行"一句来看，林灵素曾镂板刊刻过沈括《良方》，且其时苏轼的医药杂说笔记尚未混编其中。林灵素在这篇序末尾的署名为"永嘉金门羽客林灵素"，据《宋史·林灵素传》记载，林灵素大约于宣和元年（1119）被加号"金门羽客"，不久因触怒圣意而被斥归故里，约卒于宣和二年（1120）至宣和七年（1125）之间。由此推断，《苏沈良方》最早也要在宣和元年之后才出现，这是它成编年代的上限。

晁公武的《郡斋读书志》中录"沈存中良方十卷　苏沈良方十五卷"，《郡斋读书志》成书于宋高宗绍兴二十一年（1151）。由此可知，在此之前，《苏沈良方》便已合编成书并刻板流传了。

综上所述，《苏沈良方》大约成编于宣和元年（1119）至绍兴二十一年（1151）之间。

六、版本流传

本书合编之初原为十五卷（《郡斋读书志》），后散佚为十卷；另有武英殿聚珍本（简称"殿本"），近世《丛书集成初编》曾影印发行过（简称"丛书集成本"）。殿本乃四库馆臣从永乐大典中辑出八卷本《苏轼良方》，先收入《武英殿聚珍版丛刊》，再经多次反复校理后分别收入各本《四库全书》之中，今所见多为文渊阁四库全书本（简称"阁本"）。今通行本皆为十卷本或八卷本。

以下分别简要介绍两种版本系统的代表版本。

1. 十卷本系统

明嘉靖有图刊本（简称"嘉靖本"）为现存最早的本子，书前有腧穴图，有无名氏序、林灵素序而无沈括原序，其中存在许多讹、衍、脱、倒的现象及大量的异体字，当是坊间售卖刻本的一种，该本今在中国中医科学院图书馆藏有一本，原为著名医史学家范行准栖芬室所藏。

清吴县程永培据所藏"旧刻本书十卷"，校订后付之梨枣（简称"程本"），并补《永乐大典》中所录沈括《良方》原序一篇，后收入程永培《六醴斋医术十种》。乾隆五十九年（1794）於然室刊修敬堂藏板之《六醴斋医术十种》的单行本（简称"六醴斋本"），1956年人民卫生出版社（简称"人卫本"）曾影印刊行，六醴斋本（及人卫影印六醴斋本）今多所高校图书馆均有馆存。

乾隆五十八年（1793），安徽歙县鲍廷博以程本为底本，校之以武英殿聚珍本（简称"殿本"），收入其《知不足斋丛书》第十七集中（简称"鲍本"）。清道光二十六年（1846）大兴施禹泉复刻了此本，现南京图书馆有藏。

日本宽政十一年（1799）山崎克明校刻本，该本并于文化二年（1805）重出新刻本（简称"文化本"），校刻本今可见于北京大学图书馆，新刻本于南京图书馆、上海中医药大学图书馆有藏。

2. 八卷本系统

乾隆三十八年（1773），四库馆臣从《永乐大典》中辑录已佚的罕见宋元古籍五百余种，并将其中一百三十八种交内府刻书机构武英殿，以活字陆续刊印，称"内聚珍版"。乾隆四十一年（1776）始，将内聚珍版颁发东南各省，并允许翻版通行，称"外聚珍版"。其后殿本经重校后收入《四库全书》，乾隆四十六年（1781），文渊阁《四库全书》抄成（简称"阁本"），其后六年间，其他六阁《四库全书》陆续抄成。

外聚珍版《苏沈良方》今主要存乾隆四十二年（1777）福建刊道光同治递修光绪二十一年（1895）增刊本（简称"闽本"）、光绪二十五年（1899）广雅书局重刊本（简称"粤本"）两种，均据鲍本增"拾遗"（分上下二卷）足成十卷。

因八卷本较之十卷本内容缺失较多，八卷本逐渐与十卷本相融合，并以十卷本通行者为多。

今通行本中，凡经四库馆臣辑校之本，书前均录有提要。但依落款来看，因《总目》初稿编成后屡经修改，故有两种不尽相同的提要：其一转录自乾隆四十六年（1781）《总目》初稿，为乾隆四十一年辑校《苏沈良方》时所撰；其二为乾隆四十九年所拟《总目》改稿之提要。本书底本（鲍本）原录为前者，而现今通行本之《总目》提要多为后者。二者均附录书后，以备参考。

3. 两种版本系统的分卷及内容出入

八卷本《苏沈良方》分类较笼统，各卷之间的篇幅相去甚远，卷一外丹养生 9 篇；卷二治风病方 17 篇；卷三治疫方 16 篇；卷四治脾胃不运方 20 篇；卷五治痰凝气滞血瘀方 20 篇；卷六共 42 篇，分类较混乱，内容包括治疗气血瘀滞、痰阻胸膈、眼疾、头痛、鼻衄、口疮、泄泻、肾虚和杀虫等多种方药；卷七治外伤方 31 篇；卷八为妇人小儿诸方 25 篇——共 180 篇。

十卷本《苏沈良方》卷一医论药议 46 篇；卷二治风病方 17 篇；卷三治伤寒时疫暑暍方 15 篇；卷四治诸气、脏腑虚冷腹痛泄泻方 24 篇；卷五治虚劳、消渴、咳逆、痰壅等方 18 篇；卷六养生修炼方论 20 篇（包括 8 篇八卷本卷一外丹养生中的内容和 12 篇未见于八卷本的文字）；卷七治目、口齿、头痛、鼻衄、吐逆翻胃方 20 篇；卷八治水气小肠诸疾方 16 篇；卷九治痈疽瘰疬、疮疖外伤方 26 篇；卷十妇人小儿（附翻胃）诸方 29 篇——共 231 篇。

由此可知，十卷本比八卷本多出 2 卷共 51 篇文字。这 51 条篇目大多是十卷本卷一医论药议和卷六养生的内容。从来源的差异到内容的出入，都是在阅读和研究本书中值得注意的问题，如有兴趣，在后续的深入探索中或可发现不少线索。

沈澍农

2018 年 5 月

校注说明

本次整理，因鲍本以十卷之程本为底本、八卷之殿本为校本整理而成，既为足本，又为精校本，故以鲍本之为底本。以嘉靖本、六醴斋本、殿本、阁本、粤本和文化本为对校本，以《东坡先生全集》（简称《全集》）、《仇池笔记》（简称《笔记》）、《梦溪笔谈》（简称《笔谈》）、《外台秘要》（简称《外台》）、《三因极一病证方论》（简称《三因方》）、《类证活人书》（简称《活人书》）、《圣济总录》（简称《圣济》）、《太平惠民和剂局方》（简称《局方》）、《普济本事方》（简称《本事方》）、《幼幼新书》等为他校本，结合本校、理校等方式进行整理。其他事项如下。

1. 书中异体字、俗写字，统一规范律齐，不出注，如：藏脏、砾朱、筍笋、荅答；因形近致误者，径改不出注，如若苦，辩辨等；含义较晦涩或字形较陌生的字，以及残缺模糊字出注说明或讨论。

2. 疑难字词、典故、地名、官制等，简略注释。

3. 同一字词在第一次出现时的校注中注明"下同"，以后一般不重复作注。

4. 原书部分方名前或后连言主治，或有出处、案语等相关附注，为使标题清晰，将方名部分分离出作为标题；出处、按语内容用小号字出注，移在标题行下；主治内容则统一移在组方条文之前。

5. 原书旧目录与正文中的标题多有不一致处（多为前者简后者详）。本书仅对显属有误而影响文义者作了对校修正，不明显影响文义者则不一一出校。

6. 因原书竖排而本次出版为横排，故将方药后、药物宜忌之前的行文方位词"右"径改为"上"，不再另注。

良方序①| ⬤

予尝论治病有五难，辨疾、治疾、饮药、处方、别药，此五也。

今之视疾者，惟候气口六脉而已。古之人视疾，必察其声音、颜色、举动、肤理、情性、嗜好，问其所为，考其所行，已得其太半②，而又遍诊人迎、气口、十二动脉。疾发于五脏，则五色为之应，五声为之变，五味为之偏，十二脉为之动。求之如此其详，然而犹惧失之。此辨疾之难，一也。

今之治疾者，以一二药，书其服饵之节，授之而已。古之③治疾者，先知阴阳运历之变故，山林川泽之窍发，而又视其人老少、肥瘠、贵贱、居养、性术、好恶、忧喜、劳逸，顺其所宜，违其所不宜。或药或火，或刺或砭，或汤或液，矫易其故常，捭摩④其性理，捣而索之⑤，投几顺变⑥，间不容发⑦。而又调其衣服，理其饮食，异其居处，因其情变。或治以天，或治以人。五运六气，冬寒夏暑，旸

---

① 良方序：此为沈括《良方》原序，底本原无分段，本书为阅读方便按内容分之。

② 太半：大半，过半。亦作"泰半"。

③ 之：原作"以"，据上下文例改。

④ 捭（bǎi 百）摩：分析研究。

⑤ 捣而索之："捣"各本均作"攟"，即今"捃"字，然义不通。疑为"捣"，《龙龛手镜》谓为"揣"的俗字，与"捣"另一繁体"搗"形近而误。揣而索之，即揣摩思索之意。

⑥ 投几顺变：切中时机，顺应病势变化。

⑦ 间不容发：空隙中容不下一根头发。比喻情势危急到了极点。

雨电雹，鬼灵厌蛊，甘苦寒温之节，后先胜复之用，此天理也。盛衰强弱，五脏异禀，循其所同，察其所偏，不以此形彼，亦不以一人例众人，此人事也。言不能传之于书，亦不能喻之于口，其精①过于承蜩②，其察甚于刻棘③，目不舍色，耳不舍声，手不释脉，犹惧其差也。授药遂去，而希其十全，不其难哉！此治疾之难，二也。

古之饮药者，煮炼有节，饮啜有宜。药有可以久煮、有不可以久煮者，有宜炽火、有宜温火者，此煮炼之节也。宜温宜寒，或缓或速，或④乘饮食喜怒，而饮食喜怒为用者；有违饮食喜怒，而饮食喜怒为敌者，此饮啜之宜也。而水泉有美恶，操药之人有勤惰，如此而责药之不效者，非药之罪也。此服药之难，三也。

药之单用为易知，药之复用为难知。世之处方者，以一药为不足，又以众药益之。殊不知药之有相使者、相反者，有相合而性易者。方书虽有使佐畏恶之性，而古人所未言、人情所不测者，庸可尽哉。如酒于人⑤，有饮之逾石⑥而不乱者，有濡吻则颠眩者；漆之于人，有终日抟漉而无害者，有触之则疮烂者。焉知药之于人，无似此之异者？此禀赋之异也。南人食猪鱼⑦以生，北人食猪鱼以病，此风气之异也。水银得硫黄而赤如丹，得矾石而白如雪。人之欲酸者，无过于醋矣，以醋为未足，又益之以橙，二酸相济，宜其甚酸而反甘。巴豆善利也，以巴豆之利为未足，而又益之以大黄，则其利反折。蟹与柿，尝食之而无害也，二物相遇，不旋踵而呕，此色为易见，味为

---

① 精：原作"清"，据各校本改。精，专一，深入之意。
② 承蜩：以杆取蝉。比喻专心致志，持之以恒。承，读为"拯"，引取之意。
③ 刻棘：语本《韩非子·外储说左上》，比喻治学的艰辛。
④ 或：有。与下文"有违饮食喜怒"相对之"有"相对。
⑤ 酒于人：诸本如是，与下文"漆之于人"相对，疑脱一"之"字。
⑥ 石：古容量单位。十斗为一石。
⑦ 猪鱼：毛奇龄《仲氏易·十五》言"猪鱼"为江豚别名。

易知，而呕利为大变，故人人知之。至于相合而之^①他脏致他疾者，庸可易知耶？如乳石之忌参术，触者多死。至于五石散，则皆用参术，此古人处方之妙，而世或未喻也。此处方之难，四也。

医诚艺也，方诚善也，用之中节也，而药或非良，奈何哉！橘过江而为枳，麦得湿而为蛾；鸡逾岭而黑，鹳鸽逾岭而白；月亏而蚌蛤消，露下而蚊喙坼：此形器之易知者也，性岂独不然乎？予观越人艺茶畦稻，一沟一陇之异，远不能数步，则色味顿殊。况药之所生，秦越燕楚之相远，而又有山泽膏瘠燥湿之异禀。岂能物物尽其所宜？又《素问》说："阳明在天，则花实戕气，少阳在泉，则金石失理。"如此之论，采掇者固未尝晰也。抑又取之有早晚，藏之有焙眼，风雨燥湿，动有槁暴。今之处药，或有恶火者，必日之而后咀^②，然安知采藏之家不常烘焙哉？又不能必。此辨药之难，五也。

此五者，大概而已。其微至于言不能宣，其详至于书不能载，岂庸庸之人，而可以易言医哉？予治方最久，有方之良者，辄为疏之。世之为方者，称其治效常喜过实。《千金》《肘后》之类，犹多溢言，使人不复敢信。予所谓《良方》者，必目睹其验，始著于篇，闻不预也。然人之疾，如向所谓五难者，方岂能必良哉！一睹其验，即谓之良，殆不异乎刻舟以求遗剑者？予所以详著其状于方尾，疾有相似者，庶几偶值云尔。篇无次序，随得随注，随以与人。拯道贵速，故不暇待完也。——沈括序

---

① 之：原作"知"，殿本作"犯"，《宋文鉴》卷九十、《覆载万安方》《文章辨体汇选》等引《良序》作"之"。可知沈括《良方序》原为"之"，与苏轼医药杂说合编成《苏沈良方》时讹作"知"，殿本改"知"为"犯"，并非。故改。

② 咀：哎咀。药物破碎。原指以刀斧斫击致碎，陶弘景提倡改为细切。

苏沈内翰良方卷第一

脉　说①

　　脉之难明②，古今所病也。至虚有盛候，大实有羸状。差之毫厘，疑似之间，便有死生祸福之异，此古今所病也。病不可不谒医，而医之明脉者，天下盖一二数。骐骥不时有，天下未尝徒行；和扁不世出，病者终不徒死。亦因其长而护其短尔。士大夫多秘所患以求诊，以验医之能否，使索病于冥漠之中，辨虚实冷热于疑似之间。医不幸而失，终不肯自谓失也，则巧饰掩非以全其名；至于不救，则曰是固难治也。间有谨愿者③，虽或因主人之言，亦复参以所见。两存而杂治，以故药不效。此世之通患，而莫之悟也。吾生平求医，盖于平时默验其工拙，至于有疾而求疗，必先尽告以所患，而后求诊，使医了然知患之所在也。然后求之诊，虚实冷热先定于中，则脉之疑不能惑也。故虽中医④治吾疾⑤常愈，吾求疾愈而已，岂以困医为事哉！

　　【点评】脉为四诊之一，不能以一代四。但因有医家自许独凭

---

① 脉说：《全集》卷七十三题为"求医诊脉"，《笔记》卷上题为"论医"。
② 难明：嘉靖本、六醴斋本作"难"。
③ 谨愿者：此指诚实、谨慎的医生。
④ 中医：此指中等医生。
⑤ 疾：嘉靖本、六醴斋本作"病"。

诊脉，病人亦往往以诊脉论病来评测医生之水平。沈括、苏轼则无此偏见。苏轼自述"求疗必先尽告以所患""岂以困医为事哉"，实是有识之说。

苍耳说[①]

药至贱而为世要用，未有如苍耳者。他药虽贱，或地[②]有不产，惟此药不问[③]南北夷夏，山泽斥卤，泥土沙石，但有地则产。其花叶根实皆可食，食之如菜。亦治病，无毒，生熟丸散无适不可[④]，多食愈善。久乃使人骨髓满，肌理如玉，长生药也。杂疗风痹瘫痪，瘰疬疮痒[⑤]，不可胜言，尤治瘿、金疮。一名鼠粘子，一名羊负来[⑥]，诗谓之卷耳，疏谓之枲耳，俗谓之道人头。海南无药，惟此药生舍下，多于茨棘，迁客之幸也。己卯二月望日[⑦]书。

记 菊[⑧]

菊，黄中之色，香味和正，花叶根实皆长生药也。北方随秋之早

---

① 苍耳说：《全集》卷七十三题为"苍耳录"。
② 地：原作"他"，据嘉靖本改。
③ 不问：原作"不为间"，据《全集》卷七十三改。
④ 无适不可：犹言"无所不可"。
⑤ 痒：原书作此。《说文》："痒，疡也。"此其义。非搔痒之"癢"。
⑥ 羊负来：六醴斋本作"羊负菜"，非。贾思勰《齐民要术·五谷果蓏菜茹非中国物产者·胡荾》引《博物志》："洛中有驱羊入蜀，胡葸子着羊毛，蜀人取种，曰'羊负来'。"
⑦ 望日：农历每月十五的月圆之日。
⑧ 记菊：《全集》卷七十三题为"记海南菊"，《笔记》卷上题为"论菊"。

晚。大略至菊有黄华①乃开，独岭南不然，至冬至乃盛发。岭南地暖，百卉造作无时，而菊独开后。考其理，菊性介然，不与百卉盛衰，须霜降乃发。而岭海常以冬至微霜故也。其天姿高洁如此，宜其通仙灵也。吾在海南，艺②菊九畹，以十一月望，与客泛菊作重九。书此为记。

记海漆③

吾谪海南，以五月出陆至藤州。自藤至儋，野花夹道，如芍药而小，红鲜可爱，朴樕④丛生，土人云倒粘子花也。至儋则已结子，如马乳，烂紫可食，味甘美。中有细核，并嚼之⑤，瑟瑟有声，亦颇苦涩，儿童食之或大便难通。叶皆白，如石苇之状，野人夏秋痢下，食其叶辄已，取胶以代柿漆，即愈于柿也，余久苦小便白浊⑥，近又大腑滑，百药不瘥。取倒粘子嫩叶，酒蒸焙燥为末，酒糊丸。吞百余，二腑皆平复，然后知奇药也，因名之曰海漆。而私记之，以贻好事君子。明年子熟，当取子，研滤晒煮为膏以剂之，不复用糊矣。戊寅十一月一日记。案：《苏集》"酒"为丸作"醋"为丸，"晒煮"作"酒煮"。

---

① 菊有黄华：《吕氏春秋·十二纪》及《礼记·月令》中都谓季秋之月（九月）"鞠（菊）有黄华"，后以"菊有黄华"代指季秋之月。六醴斋本作"菊有微霜"，非。

② 艺：种植。

③ 记海漆：《全集》卷七十三题为"海漆录"。

④ 朴樕（sù 素）：小树。樕，同樕。

⑤ 之：此下原衍"之"字，据文义删。

⑥ 白浊：原作"白胶"，据六醴斋本改。白胶为鹿角胶之别名。

记益智花①

海南产益智花，实皆长穗而分为三节。其实熟否，以候岁之丰歉。其下节以候早禾，其中上亦如之②。大有③则实，凶岁皆不实，罕有三节并熟者。其为药，治气止水而无益于智，智岂求于药者乎？其得名也，岂以知岁也耶？今日见儋耳圃儒黎子云言候之审④矣。聊复记之，以俟好事者补注本草。

记食芋⑤

岷山之下，凶年以蹲鸱⑥为粮，不复疫疠，知此物之宜人也。《本草》谓芋土芝，云益气充饥⑦。惠州富此物，人食者不免瘴。吴远游曰："此非芋之罪也。芋当去皮，湿纸包煨之，火过熟，乃热啖之，则松而腻，能益气充饥。今惠人皆和皮水煮，冷啖，坚顽少味，其发瘴固宜。"丙子除夜前二日，夜饥甚，远游煨芋两枚见啖。美甚，乃为

---

① 记益智花：《全集》卷七十三题为"益智录"。
② 中上亦如之：谓中节候中禾，上节候晚禾。
③ 大有：大丰收。嘉靖本作"大吉"。
④ 审：周密，详细。
⑤ 记食芋：《全集》卷七十三题为"记惠州土芋"。
⑥ 蹲鸱：一种大芋头的别名。
⑦ 充饥：《全集》卷七十三作"充肌"。《别录》《新修本草》载芋"宽肠胃，充肌肤"，似"充肌"义胜。然苏颂《本草图经·果部·芋》（成于1061）云"彼人种以当粮食而度饥年。"苏轼在惠州时之丙子年（1096），当可见此书，且前文"岷山之下，凶年以蹲鸱为粮"乃用《史记》之典（见《史记》卷一百二十九《货殖列传》），言芋有供人饱腹之功，故"充饥"亦有理。今两存互见。

书此帖。

记王屋山异草①

王屋山有异草，制百毒，能于鬼手夺命，故山中人谓此草墓头回。蹇葆光托吴远游寄来。吾闻兵无刃，虫无毒，皆不可任。若阿罗汉永断三毒②，此药遂无所施耶。

记元修菜

蜀中有菜，如豌豆而小，食之甚善，耕而覆之，能肥瘠地。性甚热，食之使人呀呷③，若以少酒晒而蒸之，则甚益人而不为害。眉山巢谷元修，始以其子来黄州，江淮间始识之。此菜名巢菜，黄州人谓之元修菜。

记苍术④

黄州山中，苍术至多。就野人买之，一斤数钱耳，此长生药也。

---

① 记王屋山异草："王"原作"黄"，据正文改。本题《全集》卷七十三作"墓头回草录"。

② 阿罗汉永断三毒：语出《维摩诘所说经句解·观众生品第七》。此借喻人若不食毒草，则此异草无所施用。

③ 呀呷：喉中有痰之喘息貌。

④ 记苍术：《全集》卷七十三题为"苍术录"。

人以其易得，不复贵重，至以熏蚊子，此亦可以太息①。舒州白术，茎叶亦皆相似，特花紫耳，然至难得，二百一两。其效止于和胃气，去游风，非神仙上药也。

记流水止水②

孙思邈《千金方·人参汤》言：须用流水煮，用止水即不验。人多疑流水、止水无别。予尝见丞相荆公喜放生，每日就市买活鱼，纵之江中，莫不洋然③。惟鳅鲋④入江水辄死，乃知鳅鲋但可居止水。则流水与止水果不同，不可不知。又鲫鱼生流水中则背鳞白而味美，生止水中则背鳞黑而味恶，此亦一验也。

【点评】本条同见载于《全集》卷七十三和《笔谈》卷三《补笔谈》，因茅维辑《全集》时很可能参考了当时可见的《苏沈良方》版本，故多认为是成书在前的《良方》《笔谈》首载，后《苏沈良方》合辑时被误与苏轼医药杂说的内容相混淆，又被茅维收入《全集》。另《笔谈》所载文末多"《诗》所谓'岂其食鱼，必河之鲂'，盖流水之鱼，品流自异"一句，《全集》与本书则无异，此可为一证。

---

① 太息：叹息。
② 记流水止水：《全集》卷七十三题为"止水活鱼说"，《笔谈》无题。
③ 洋然：舒缓自在貌。
④ 鳅鲋：泥鳅和鳝鱼，泛指小鱼鲜。"鲋"，同"鳝"。

论脏腑

古方言：云母粗服，则著人肝肺不可去。如枇杷、狗脊，毛皆不可食，食之射入肝肺。世俗似此之论甚多，皆谬说也。又言人有水喉、食喉、气喉者，亦谬说也。世传《欧希范真五脏图》，亦画三喉，盖当时验之不审耳。水与食同嚥，岂能就口中遂分入二喉哉？人但有咽有喉二者而已，咽则纳饮食，喉则通气。咽则嚥入胃脘，次入胃中，又次入广肠，又次下入大小肠。喉则下通五脏，为出入息，五脏之含气呼吸，正如冶家鼓鞴①。人之饮食药饵，但自咽入肠胃，何尝能至五脏。凡人肌骨五脏肠胃虽各别，其入腹之物，英精之气味，皆能洞达，但滓秽即入二肠。故人饮食及服药，既入腹，为真气所蒸，英精之气味，以至金石之精者，如细研硫黄、朱砂、乳石之类，凡能飞走融结者，皆随真气洞达肌骨，犹如天地之气，贯穿金石土木，曾无留碍；其余顽石草木，则但气味洞达尔。及其势尽，则滓秽传入大肠，润湿渗入小肠，此皆败物，不复能变化，惟当退泄耳。凡所谓某物入肝、某物入肾之类，但气味到彼尔，其质岂能到彼哉？此医不可不知也。

【点评】古人认为人有水喉、食喉、气喉，世以讹传，甚至脏腑图都信以为真地画出三喉。沈括提出人只二喉，"咽则纳饮食，喉则通气"，符合人体生理规律，其认识在当时是十分先进的，而其辨伪求真的学术作风亦甚雅。

---

① 鞴(bài 败)：皮鼓风囊，俗称风箱。

论君臣

旧说：用药有一君二臣三佐五使之说。其意以谓药虽众，主病者专在一物，其他则节级相为用，大略相统制，如此为宜，不必尽然也。所谓君者，主此一方，固无定物也。《药性论》乃以众药之和厚者定为君，其次为臣为佐，有毒者多为使，此谬论也。设若欲攻坚积，则巴豆辈，岂得不为君也？

论汤散丸

汤、散、丸各有所宜。古方用汤最多，用丸散者殊少。煮散，古方无用者，惟近世人为之。大体欲达五脏四肢者莫如汤，欲留膈胃中者莫如散，久而后散者莫如丸。又无毒者宜汤，小毒者宜散，大毒者须用丸。又欲速用汤，稍缓用散，甚缓者用丸。此大概也。近世用汤者全少，应汤者全用煮散。大率汤剂气势完壮，力与丸散倍蓰①。煮散，多者一啜不过三五钱极矣，比功较力，岂敌汤势？然既力大，不宜有失，消息②用之，要在良工，难可以定论拘也。

【点评】煮散，即将药物做成散末煮用。此法古代一直有，但五代至两宋为甚。盖因其时多有战乱，交通不便，药物资源有限，而煮散法，使药物的有效析出量增大，可以减少药物的使用

---

① 倍蓰(xǐ 喜)：数倍。蓰，五倍。
② 消息：斟酌。

量。但若过于看重煮散的优势，用量过少，乃至"多者一啜不过三五钱极矣"，则显然"过正"了。

论采药

古方采草药，多用二八月，此殊未当。二月草已芽，八月苗未枯，采掇者易辨识耳，在药则未为良时。大率用根者，若有宿根，须取无茎叶时采，则津泽皆归其根。欲验之，但取芦菔①、地黄辈，观无苗时采，则实而沉，有苗时采，则虚而浮。其无宿根者，即候苗成而未有花时采，则根生定，而又未衰。如今紫草，未花时采，则根色鲜泽，花过而采，则根色黯恶，此其验也。用叶者，取叶初长足时取_{用芽者亦从本说}；用花者，取花初敷时采；用实者，取成实时采：皆不可限以时月。缘土气有早晚，天时有愆伏。如平地三月花者，深山中须四月花。白乐天游大林寺诗云："人间四月芳菲尽，山寺桃花始正②开。"盖常理也。此地势高下之不同也。如笙竹笋，有二月生者，有三四月生者，有五月方生者谓之晚笙；稻有七月熟者，有八九月熟者，有十月熟者谓之晚稻。一物同一畦之间，自有早晚：此物性之不同也。岭峤微草，凌冬不凋；并汾乔木，望秋先陨③。诸越则桃李夏实，朔漠则桃李夏荣：此地气之不同也。同亩之稼，则粪溉者先芽；一丘之禾，则后种者晚实：此人力之不同也。岂可一切拘以定月哉？

---

① 芦菔：即萝卜。
② 正：《笔谈》作"盛"，更近此诗原貌。
③ 陨："陨"原作"殒"，据《笔谈》改。陨，落。

【点评】采药时间应以药效为度。若为辨识、采收方便而"拘以定月",是为罔顾地势、物性和地气之不同,不利于药物的炮制和疾病的诊治。沈括针对时弊提出应该依据采收药物的所处部位、物性特点和生长空间来选择采药时间,确是言之有理,论而有据。

论橘柚

《本草》注:橘皮味苦,柚皮味甘。此误也。柚皮极苦,不可向口,皮甘者乃柑①耳。

论鹿茸麋茸

按《月令》,冬至麋角解,夏至鹿角解②,阴阳相反如此。今人用麋、鹿茸作一种,殆疏也。又有刺麋、鹿血以代茸,云茸亦血耳。此大误也。窃详古人之意,凡含血之物,肉差③易长,其次筋难长,最后骨难长。故人自胚胎至成人,二十年骨髓方坚。惟鹿角④自生至坚,无两月之久,大者乃重二十余斤,其坚如石,计一昼夜须生数两。凡骨之顿成,生长神速,无甚于此。虽草木至易生者,亦无能及

---

① 柑:《笔谈》作"橙"。

② 冬至……角解:《礼记·月令第六》有"仲夏之月……鹿角解……仲冬之月……麋角解"之载,此句为沈括概其大意之言。

③ 差:较,稍微。

④ 鹿角:粤本同,《笔谈》作"麋角",嘉靖本、六醴斋本作"鹿茸"。

之。此骨之至强者，所以能补骨血，坚阳道，强精髓也[1]。岂可与血[2]为比哉？麋茸利补阳，鹿茸利补阴。凡用茸，无须太嫩，世[3]谓之"茄子茸"，但珍其难得耳，其实少力，坚者又太老。唯长数寸破之，肌如朽木，茸端如玛瑙、红玉者最善。又北方沙漠[4]中，有麋麝驼麈[5]，麈[6]极大而色苍，尻黄而无斑，亦鹿之类。角大有文[7]，坚莹如石玉，其茸亦可用。

论鸡舌香

予集《灵苑方》，论鸡舌香以为丁香母，盖出陈氏《拾遗》。今细考之，尚未然。案：《齐民要术》云：鸡舌香，世以其似丁子，故一名丁子香，即今丁香是也。《日华子》云：鸡舌香治口气。所以三省[8]故事，郎官含鸡舌香，欲其奏事对答，其气芬芳。此正谓丁香治口气，至今方书为然。又古方五香连翘汤，用鸡舌香；《千金》五香连翘汤，无鸡舌香，却有丁香，此最为明验。《新补本草》又出丁香一条，盖不曾深考也。今世所谓鸡舌香者，乳香中得之。大如山茱萸，剉[9]开，中如柿核，略无气味。以此治疾，殊极乖谬。

---

① 也：《笔谈》此后多"头者诸阳之会，众阳之聚，上钟于角"一段文字。
② 血：《笔谈》作"凡血"。
③ 世：此后原衍"世"字，据文义删。
④ 沙漠：乃清代避讳所改。《笔谈》作"戎狄"。
⑤ 麋麝（jīng 京）驼麈（zhǔ 主）：《笔谈》作"麋麝麈驼"。《埤雅》引文作"麋鹿、驼鹿"。
⑥ 麈：原脱，据《笔谈》补。
⑦ 文：同"纹"。纹路。
⑧ 三省：隋唐宋辽的职官制度。中央直属机构设中书省、尚书省、门下省，合称"三省"。
⑨ 剉：切。

论金罂子

金罂子，止遗泄，取其温且涩也。世之用金罂者，待其红熟时，取汁熬膏用之，大误也。红则味甘，熬膏则全断涩味，都失本性。今当取半黄时采，干，捣末用之。

论地骨皮

枸杞，陕西极边生者高丈余，大可作柱，叶长数寸，无刺，根皮如厚朴，甘美异于他处者。《千金翼》云：甘州者为真，叶厚大者是。大体出河西诸郡，其次江池间圩埂上者，实圆如樱桃，全少核，曝干如饼，极膏润有味。

论淡竹

"淡竹"对"苦竹"为文。除苦竹外，悉谓之淡竹，不应别有一品谓之淡竹。后人不晓，于《本草》别疏淡竹为一物。今南人食笋，有苦笋、淡笋两色。淡笋，淡竹也。

论细辛

东南方所用细辛皆杜衡也，又谓之马蹄香。色黄白，拳局①而脆②，干则作团，非细辛也。细辛出华山，极细而直，深紫色，味极辛，嚼之习习③如生椒，其辛更甚于椒。故《本草》云细辛水渍令直，是以杜衡伪之也。襄汉间，又有一种细辛，极细而直，色黄白，乃是鬼督邮，亦非细辛也。

论甘草

《本草》注引《尔雅》云"蘦，大苦"，注：甘草也，蔓延生，叶似荷，茎青赤。案：程本云叶似荷，青黄色，今据《梦溪笔谈》改正。此乃黄药也。其味极苦，故谓之大苦，非甘草也。甘草枝叶悉如槐，高五六尺，但叶端微尖而糙涩，似有白毛。实作角，生如相思角，四五角作一本生，熟则角拆④。子如小扁豆，极坚，齿啮不破。

[点评] 三国·孙炎注《尔雅》"蘦，大苦"时云："《本草》云蘦，今甘草是也。蔓延生，叶似荷，青黄，其茎赤有节，节有枝相当。或云蘦似地黄。"晋·郭璞《尔雅》注亦同。后世掌禹锡《嘉

---

① 拳局：卷曲。亦作"拳跼""蜷曲"。
② 脆：原作"胞"，据嘉靖本改。
③ 习习：游走样痛痒感。此指热辣感下行。
④ 拆：同"坼"，裂开，绽开。《笔谈》即作"坼"。

祐本草》、苏颂《本草图经》均引此注，并疏引《诗·唐风》"采苓采苓，首阳之巅"。《毛传》云："苓，大苦。"《说文》："苦，大苦，苓也。"即掌禹锡和苏颂认为蘦、苓、大苦均是甘草别名。沈括认为此说有误，蘦当为黄药。然甘草、黄药叶皆不似荷，与引文所载不符。王念孙《广雅疏证》言"大苦者，大芐也。《尔雅》云'芐，地黄'，芐、苦古字通"，今多认为此说更近真实。

论胡麻

胡麻，直是今油麻，更无他说。予已于《灵苑方》论之。其角有六棱者，有八棱者。中国谓之麻，今谓之大麻是也。有实为苴麻，无实为枲麻，又曰牡麻。张骞始自大宛得油麻之种，亦谓之麻，故以"胡麻"别之，谓汉麻为"大麻"也。

论赤箭

赤箭，即今天麻也。后人既误出天麻条，遂指赤箭别为一物。既无此物，不得已又取天麻苗为之。殊为不然。《本草》明称"采根阴干"，安得以苗为之？草药上品除五芝之外，赤箭为第一，此神仙补理养生上药，世人惑于天麻之说，遂止用之治风，良可惜哉！或以谓其茎如箭，既言赤箭，疑当用茎，此犹不然。至如鸢尾、牛膝之类，皆谓茎叶有所似，用则用根尔，何足疑哉？

论地菘

地菘，即天名精也。世人既不识天名精，又妄认地菘为火蔹。《本草》又出鹤虱一条，都成纷乱。今案：地菘即天名精也。其叶似菘，又似蔓菁，<small>名精即蔓菁也。</small>故有二名，鹤虱即其实也。世间有单服火蔹法，乃是服地菘尔，不当服火蔹。火蔹《本草》名豨莶，即是猪膏莓。<small>案：《梦溪笔谈》作"苗"，俟考定。</small>后人不识，亦重复出之尔。

论南烛草木

南烛草木，记传、《本草》所说多端，今少有识者。为其作青精饭，色黑，乃误用乌臼为之，全非也。此木类也，又似草类，故谓之南烛草木，今人谓之南天烛者是也。南人多种于庭槛之间，茎如蒴藋，有节，高三四尺，庐山有盈丈者，叶微似楝而小，至秋则实赤如丹。南方至多。

论太阴元精①

太阴元精，生解州盐泽大卤中，沟渠土内得之。大者如杏叶，小

---

① 元精：嘉靖本作"玄精"，避讳改之为"元精"。

者如鱼鳞，悉皆六角①，端正似刻，正如龟甲。其裙袖②小擶③，其前则下剡，其后则上剡④，正如穿山甲。相掩之处，全是龟甲，更无异也。色绿而莹彻，叩之则直理而析⑤，莹明如鉴。析处亦六角，如柳叶，火烧过则悉解析。薄如柳叶，片片相离，白如霜雪，平洁可爱，此乃禀积阴之气凝结，故皆六角。今天下所用元精，乃绛州山中所出绛石尔，非元精也。楚州盐城县，古盐仓下土中，又有一物，六棱如马牙硝，清莹如水晶，润泽可爱，彼方亦名太阴元精，然喜暴润如盐卤之类，惟解州出者为正。

论稷米

稷，乃今之穄也。齐晋之人谓即⑥、积，皆曰祭，是其土音，无他义也。《本草》注云：又名糜子。糜子乃黍属。《诗》云：维秬维秠。维糜维芑，秬秠糜芑皆黍属。以色为别，丹黍谓之糜，糜，音门。今河西人用糜字而音糜⑦。

---

① 六角：《纲目》作“尖角”。然后文多处言“六角”，并论“六棱”之伪太阴元精，则“六角”义长。

② 裙袖：嘉靖本作“裙襎”，是。“襎”为衣缘，“裙襎”，指甲边缘的肉质部分。因音转，古药书往往作“裙襴”。《笔谈》《纲目》正作“裙襴”。

③ 擶：同“椭”。

④ 其前则下剡（yǎn 掩），其后则上剡：太阴元精（即玄精石）呈半叠压式，前低后高，两头尖锐，故云。《说文》：“剡，锐利也。”

⑤ 析：《纲目》作“坼”，义长，意为裂开、分开；下“析”均作“坼”。

⑥ 即：原脱，据《笔谈》补。

⑦ 用糜字而音糜：《笔谈》作“用䵄（bèn 笨）字而音糜”，与前论“糜”相承接，当是。

论苦耽

苦耽，即《本草》酸浆也。《新集本草》又重出苦耽一条。河西番界中，酸浆有盈丈者。

论苏合香

今之苏合香，如坚木，赤色。又有苏合油，如糒胶①，今多用之为苏合香。案：刘梦得《传信方》用苏合香，云皮薄②，子如金色，案③之则小④，放之则起，良久不定，如虫动，气烈者佳也。如此则全非今所用者，更当精考之。

【点评】古人用药，大至同名异物、异物同名之辨，小至花叶根茎等用药部位之别，都处处留心，细细考究，唯恐用错。诚可鉴之。本条苏合香，沈说是，刘说恐非。

论薰陆香

薰陆，即乳香也，本名薰陆。以其滴下如乳头者，谓之乳头香。

---

① 糒（lí离）胶：黏胶。糒，黏。亦作"黐"。
② 云皮薄：六醴斋本作"多薄叶"。
③ 案：同"按"。
④ 小：余本均作"少"，义同。

熔塌在地上者，谓之塌香。如腊茶之有滴乳、白乳之品，岂可各是一物？

论山豆根

山豆根，味极苦。《本草》言味甘者，大误也。

论青蒿

蒿之类至多，如青蒿一类，自有两种，有黄色者，有青色者，《本草》谓之青蒿，亦恐有别也。陕西绥银之间，有青蒿丛，其间时有一两株，迥然青色，土人谓之香蒿，茎叶与常蒿悉同，但常蒿色绿而此蒿色青翠，一如松桧之色。至深秋，余蒿并黄，此蒿独青，气颇芬芳。恐古人所用，以此为胜。

论文蛤海蛤魁蛤

按文蛤，即吴人所食花蛤也；魁蛤，即车螯也；海蛤今不识，其生时，但海岸泥沙中得之，大者如棋子，细者如油麻粒，黄白或赤相杂，盖非一类，乃诸蛤之房，为海水砻砺①光莹，都非旧质。蛤之属其类至多，房之坚久莹洁者皆可用，不适指一物，故通谓之海蛤耳。

---

① 砻(lóng 龙)砺：磨砺。

论漏芦

今方家所用漏芦，乃飞廉也。飞廉一名漏芦，苗似苦芙，根似牛蒡，绵头者是也，采时用根。今闽中所用漏芦，茎如油麻，高六七寸，秋深枯黑如漆，采时用苗。《本草》自有一条，正谓之漏芦。

论赭魁

《本草》所谓赭魁，皆未详审。今赭魁南中极多，肤黑肌赤，似何首乌。切破，其中赤白，理如槟榔，有汁赤如赭，南人以染皮制靴，闽岭人谓之余粮。《本草》禹余粮注中所引，乃此物也。

论龙芮

石龙芮，今有两种。水生者，叶光而末圆；陆生者，其叶毛而末锐。入药用水生者。陆生亦谓之天灸，取少叶揉系臂上，一夜作大泡如火烧者是也。

论麻子

麻子，海东来者最胜，大如莲实。出柘案：《梦溪笔谈》作"屯"，俟考萝岛，其次上郡北地所出，大如大豆，亦善。其余皆下材。用时去壳，其法：取麻子帛包，沸汤中浸，候汤冷，乃取悬井中一夜，勿令着水。明日日中曝干，就新瓦上轻挼①，其壳悉解，簸扬取肉，粒粒皆完。

灸二十二种骨蒸法

崔丞相灸劳法，《外台秘要》《崔相家传方》及《王宝臣经验方》悉编载，然皆差误，毘陵郡有石刻最详。余取诸本参校成此一书，比古方极为委曲②。依此治人，未尝不验，往往一灸而愈。予在宜城，久病虚羸，用此而愈。

唐中书侍郎崔知悌序

夫含灵受气，禀之于五行。摄生乖理，降之以六疾。若岐黄广记，蔚③有旧经，攻灸兼行，显著斯术。骨蒸病者，亦名传尸，亦谓殗殜，亦称复连，亦曰无辜。丈夫以癖气为根，妇人以血气为本。无问长少，多染此病。婴孺之流，传注更苦。其为状也，发干而耸，或聚或分，或腹中有块，或脑后两边有小结，多者乃至五六；或夜卧盗汗，梦与鬼交。虽目视分明，而四肢无力，且上气食少，渐就沉羸。

---

① 挼：揉搓。
② 委曲：周详。
③ 蔚：汇集。

纵延日时，终于殒尽①。余昔忝洛州司马，尝三十日灸活一十三人，前后瘥者数逾二百。至于狸骨獭肝，徒闻曩说②；金牙铜鼻，罕见其能。未若此方扶危拯急，非止单攻骨蒸。又别疗气疗风，或癥或劳，或邪或癖。或患状既广，救愈亦多③，不可具述。略陈梗概，又恐传受讹谬，以误将来。今故具图形状④，庶令览者易悉，使所在流布⑤，颇用家藏，未暇外请名医，傍求上药，还魂返魄，何难之有？遇斯疾者⑥，可不务乎！

取穴法

先定穴，令患人平身正立⑦，取一细绳，攦⑧之勿令展缩，顺脚底贴肉坚踏之。男左女右，其绳前头与大拇指端齐，后头令当脚根⑨中心，向后引绳，循脚肚贴肉直上，至曲䐐⑩中大横纹截断。又令患人解发分两边，令见头缝，自囟门平分至脑后，乃平身正坐，取向所截绳，一头令与鼻端齐，引绳向上，正循头缝，至脑后贴肉垂下。循脊骨，引绳向下至绳尽处，当脊骨，以墨点记之。墨点不是灸处。又取

---

① 殒尽：死亡。殒，同"溘"。《外台》卷十三正作"溘"。

② 曩（nǎng 嚷）说：旧说。曩，往昔，从前。

③ 患状既广，救愈亦多：原作"患状既广。灸活者"，据《外台》卷十三改，义顺。

④ 具图形状：据此语，崔氏原书有附图。今已佚。《外台》卷十三亦无图，但后续有取灸法的文字描述。本书下条所引系取其义而重新表述，与《外台》文字不尽相同。可互参。嘉靖本在书前有"腧穴图"，即是标示了下条取穴位置，当是后人据文义所补。

⑤ 流布：广泛传布。

⑥ 者：原脱，据《外台》卷十三补。

⑦ 正立：原作"立正"，据文化本、《外台》卷十三乙转。

⑧ 攦（liè 猎）：执，持。

⑨ 根：用同"跟"。

⑩ 曲䐐：亦作"胭秋"。指膝关节后弯中。

一绳子，令患人合口，将绳子按于口上，两头至吻，却拘①起绳子中心，至鼻柱根下止，如此便齐两吻。截断，将此绳展令直，于前来脊骨上墨点处横量，取平，勿令高下，绳子先中折，当中以墨记之，却展开绳子横量，以绳子上墨点，正压脊骨上墨点为正。两头取中，勿令高下，于绳子两头，以白圈记之②，白圈是灸穴也。

以上是第一次点二穴。

次二穴，令其人平身正坐，稍缩臂膊。取一绳绕项，向前双垂，与鸠尾齐。鸠尾是心歧骨，人有无心歧骨者，至从胸前两歧头下量取一寸，即是鸠尾也。即双截断，却背翻绳头向项后，以绳子中停取心正，令当喉咙结骨上。其绳两头夹项双垂，循脊骨以墨点记之。墨点不是灸处。又取一绳子，令其人合口，横量齐两吻，截断，还于脊骨上墨点横量如法。绳子两头以白圈记之，白圈是灸穴处。

以上是第二次点穴。通前共四穴。同时灸，日别各七壮。至第二穴，壮累灸至一百③或一百五十壮为妙。候灸疮欲瘥，又依后法灸二穴。案："日别"二字疑误。

又次二穴，以第二次量口吻绳子，于第二次双绳头尽处，墨点上。当脊骨，直上下竖点，令绳中停，中心在墨点上，于上下绳尽头，以白圈记④两穴，白圈是灸穴处。

以上是第三次点两穴，谓之四花穴。灸两穴各百壮，三次共六穴。各取离日⑤量度，度讫，即下火。唯须三月三日艾最佳。病瘥百日内，

---

① 拘：《幼幼新书》卷二十作"钩"。并同"勾"。

② 之：原脱，据前文"记之"例补。

③ 日别……一百：《外台》卷十三作："日别各灸七壮以上，二七以下。其四处并须满二十壮，未觉效，可至百壮。"义较明。日别，谓逐日各（灸）。原注谓"日别""疑误"，若依《外台》，则易解。

④ 记：原脱，据前文例补。

⑤ 离日：术数家谓二十四节气中的春分、秋分、夏至、冬至的前一天为"离日"。

忌饮食房室，安心静处将息。若一月后觉未瘥，复初穴上再灸。

凡骨蒸候所起辨验有二十二种，并依上项灸之。

一、胞蒸 小便赤黄

二、玉房蒸 男遗尿失精，女月漏不调

三、脑蒸 头眩热闷

四、髓蒸 觉髓沸热

五、骨蒸 齿黑

六、筋蒸 甲焦

七、血蒸 发焦

八、脉蒸 急缓不调

九、肝蒸 或时眼前昏暗

十、心蒸 舌焦或疮或时胸满

十一、脾蒸 唇焦坼或口疮

十二、肺蒸 口干生疮

十三、肾蒸 耳干焦

十四、膀胱蒸 右耳焦

十五、胆蒸 眼目失光

十六、胃蒸 舌下痛

十七、小肠蒸 下沥不禁

十八、大肠蒸 右鼻孔痛

十九、三焦蒸 乍寒乍热

二十、肉蒸 别人觉热自觉冷寒

二十一、皮蒸 皮生粟起

二十二、气蒸 遍身壮热不自安息

用尺寸取穴法

凡孔穴尺寸，皆随人身形大小，须男左女右。量手指中一节，两横纹中心，为一寸中①。虽小儿必以中指取穴为准②。

艾炷大小法

凡艾炷，须令脚跟③足三分。若不足三分，恐不覆④孔穴。不备穴中，经脉火气不行，即不能抽邪气、引正气。

取艾法⑤

端午日，日未出，于艾中以意求其似人者，辄撷之以灸，殊有效。幼时见一书云尔，忘其为何书也。艾未有真似人者，于明暗间，苟以意命之而已。万法皆妄，无一真者，此何疑焉？

---

① 中：他本无"中"字，此字疑衍。

② 虽小……为准：此句原错简在下条"艾炷大小法"文末，《幼幼新书》卷二十此处有"儿亦以此为准"之语，据以移此。

③ 脚跟：艾炷一般为圆锥形，此"脚跟"指艾炷的底面。

④ 不覆："不"字原脱，据文义补。此谓艾炷底面直径须不小于三分，才能覆盖穴位。《医心方》卷二引《小品方》："黄帝曰：'灸不三分，是谓徒冤。'解曰：此为作主（按：同炷）欲令根下广三分为适也。减此则为不覆孔穴上，不中经脉，火气则不能遍达……"

⑤ 取艾法：《全集》卷七十三题为"艾人着灸法"，《笔记》卷下题为"采艾"，《幼幼新书》卷二十题为"采艾法"。

用火法

黄帝曰：松、柏、柿、桑、枣、榆、柳、竹①等依②火用灸，必害肌血，慎不可用。凡取火者，宜敲石取火，或水晶镜子于日得者，太阳火为妙。天阴，则以槐木取火亦良，灸后宜服治劳地黄丸。

具　方

生地黄汁　青蒿汁　薄荷汁　童便　好酒以上各二升，煎成膏入　柴胡去头　鳖甲醋炙　秦艽各一两　朱砂　麝香各半两，研

上五味为末，入前膏和为丸，如桐子大。每服十五丸至二十丸，温酒下，切忌生冷毒物。

---

① 松、柏、柿、桑、枣、榆、柳、竹：《医心方》卷二引《虾蟆经》为松、柏、竹、橘、榆、枳、桑、枣八木。

② 依：《幼幼新书》卷二十作“木”。义胜。

苏沈内翰良方卷第二

论风病①

王荹元龙言："钱子飞治大风方极验，常以施人。一日梦人自云：'天使以此病人，君违天怒，若施不已，君当得此病，药不能救。'子飞惧，遂不施。"仆以为，天之所病，不可疗耶，则药不应复有效；药有效者，则是天不能病。当是病之祟畏是药，而假天以禁人尔。晋侯之病为二竖子，李子豫赤丸②亦先见于梦，盖有或使之者。子飞不察，为鬼所胁。若予则不然，苟病者得愈，愿代受其苦。家有一方，以傅③皮肤，能下腹中秽恶，在黄州试之，病良已，今当常以施人。

四神丹④

治风气⑤。

熟干地黄　元参　当归　羌活_{各等分}

---

① 论风病：《全集》卷七十三题为"钱子飞施药"，《笔记》卷上题为"治大风方"。

② 李子豫赤丸：典出《搜神后记》，豫州刺史许永之弟病心腹疼痛，夜闻屏风后有鬼劝腹中鬼速杀许永之弟，否则李子豫将以赤丸打杀之。后李子豫果用八毒赤丸子治愈病患。

③ 傅：敷药。后世作"敷"。

④ 四神丹：《全集》卷七十三题为"四神丹说"。

⑤ 治风气：三字原在方名前。全书多在方名前后记述该方主治。为免标题繁冗，今移至正文首段。全书同此，不再出注。阁本即如此。

上捣为末，蜜和丸，梧桐子大，空心酒服，丸数随宜。

《列仙传》有山图者，入山采药折足，仙人教服此四物①而愈。因久服，遂度世。顷余以问名医康师孟，师孟大异之云："医家用此多矣，然未有专用此四物如此方者。"师孟遂名之曰四神丹。洛下公卿士庶争饵之，百病皆愈。

药性中和，可常服。大略补虚益血，治风气，亦可名草还丹。己卯十一月八日，东坡居士儋耳书。

四味天麻煎方

世传四味五两天麻煎方，盖古方，本以四时加减，但传药料②耳。春肝旺多风，故倍天麻；夏伏阴，故倍乌头；_{当须去皮生用，治之万捣，乌头无复毒。}秋多利下，故倍地榆；冬伏阳，故倍元参。依此方常服，不独去病，乃保真延年，与仲景八味丸并驱矣。

木香散

治偏风瘫痪、脚气等疾。

羌活_{一两}　麻黄_{去节，水煮少时，去水，二两。案：馆本"去水"作"去沫③"}　防风_{三分}　木香　槟榔　附子_{炮，去皮}　白术　川乌头_{炮，去皮}　草豆蔻_{和皮}

---

① 四物：今传《列仙传》为地黄、当归、羌活、独活、苦参五味，又为散而非丸。

② 但传药料：谓只传有药名而未传具体药量（前虽有"五两"，但未明晰。据后文，作者意指四药各一两，当季用药加一两，合五两）。"药料"指药物，嘉靖本作"春料"，当属误改。

③ 去沫：据麻黄炮制常例，作"去沫"是。

用 **陈橘皮**去瓤 **牛膝**酒浸一宿 **杏仁**生，去皮尖 **当归**酒浸一宿 **人参** **茯苓** **甘草**炙 **川芎** **官桂**不得见火。各半两

上十八味，剉如麻豆，每服一两，水一碗，姜七片。煎至一盏，去滓，得七分温服。大肠不通，加大黄末，每服一钱。以老少加减。如久不通，加至三五钱不害。心腹胀，加葶苈并滑石末，每服各一钱。案：程本有"滑石汤成下①"五字，似衍文，馆本无此句。如上膈壅滞，痰嗽气急，加半夏、升麻、天门冬、知母末，各二钱同煎。其药滓两合为一服，用水一碗半，煎至一盏服。

此药，福唐陈氏者鬻②以自给，郡人极神之，未有得其方者。一日为其亲戚攘③得与予。予作官处，即合以施人。如法煮服，以衣覆取汗，不过三五服辄瘥。所至人来求药者无穷，其验如神。

左经丸

治案：馆本有"小儿"字筋骨诸疾，手足不随，不能行步运动。

草乌头肉白者，生，去皮脐 **木鳖子**去壳，别研 **白胶香** **五灵脂**各三两半 **当归**一两 **斑猫**④一百个，去翅足，少醋煮熟

上为末，用黑豆去皮生杵粉一斤，醋煮糊为丸，如鸡头实⑤大。每服一丸，酒磨下。筋骨疾，但不曾针灸伤筋络者，四五丸必效。

予邻里胡生者，一女子膝腕软，不能行立已数年，生因游净因佛

---

① 滑石汤成下：余本并脱此句。成下，六醴斋本作"送下"，义胜。

② 鬻(yù 育)：售卖。

③ 攘：窃取。

④ 斑猫：即斑蝥。

⑤ 鸡头实：即芡实。

寺，与僧言。有一僧云能治，出囊中丸十枚，以四枚与生曰：服此可瘥。生如其言与服，女子遂能立。生再求药于院僧，曰：非有爱也，欲留以自备。必欲之，须合一料。生与钱一千，辞不受。止留百钱，后数日得药，并余钱十余悉归之。同院僧佐其理药，乃剽得此方。

予至嘉兴，有一里巷儿，年十余岁，两足不能行。以一丸分三服，服之尽四五丸，遂能行。自此大为人所知，其效甚著。此药能通荣卫，导经络，专治心肾肝三经。服后小便少淋沥，案：馆本作"淋涩"。乃其验也。

烧肝散

治三十六种风，二十四般冷，五劳七伤，一切痢疾，脾胃久虚，不思饮食，四肢无力，起止甚难，小便赤涩，累年口疮，久医不瘥，但依此法服之必愈。

茵陈　犀角　石斛　柴胡　芍药　白术以上各半两　干姜　防风桔梗　紫参　人参　胡椒　官桂去皮　白芜荑　吴茱萸以上各一两

上共十五味，同为末，以羊肝一具，如无，即豮猪①肝代之，分作三分，净去血脉脂膜，细切，用末五钱，葱白一茎，细切相和。以湿纸三五重裹之，掘地坑纳，以火烧令香熟，早晨生姜汤嚼下，大段②冷劳，不过三服见效。

庐州刁参军，病泄痢日久，黑瘦如墨，万法不瘥。服此一二服，下墨汁遂安。

---

① 豮(fén 汾)猪：未发情的或阄割过的猪。
② 大段：严重。

伊祁丸

治鹤膝风及腰膝风缩。

伊祁^①头尾全者　桃仁生　白附子　阿魏　桂心　白芷　安息香用胡桃瓤研，各一两　没药三分。以前八物用童便五升，无灰酒二升，银器内熬令厚　乳香三分　当归　北漏芦　牛膝　芍药　地骨皮去土　威灵仙　羌活各一两

上为丸，如弹丸大，空心暖酒化下一丸。

胡楚望博士病风痓，手足指节皆如桃李，痛不可忍，服此悉愈。

乌荆丸

治风。

川乌头一两，炮，去皮　荆芥穗一两^②。案：馆本"二两"

上醋糊丸，如桐子大，每服二十丸，酒或熟水^③下。有疾，食空时，日三四服；无疾，早晨一服。

少府郭监丞，少病风，搴摇，颐颔宽弹不收，手承颔，然后能食，服此六七服即瘥，遂常服之，已五十余年。年七十余，强健，须发无白者。

此药疗肠风下血尤妙，累有人得效。予所目见下血人服此而瘥者，一岁之内已数人。

---

① 伊祁：蝎的别称。后世作"蚰蜒"。
② 一两：六醴斋本同，余本皆作"二两"。
③ 熟水：古人用某些特定中药制作的具有保健治疗功效的日常服用的饮品。

沉香天麻煎丸

出《博济》

治风气不顺，骨痛，或生赤点隐疹，日久不治，则加冷痹，筋骨缓弱。

五灵脂　附子　白术　赤小豆各一两　天麻半两　干蝎炒　羌活　防风各一两

上先以沉香二两、酒一升，煎为膏。毋犯铁器，入药捣千下，为丸梧桐子大，空腹，荆芥汤或荆芥酒下二十丸，过五日加至三十丸秋夏宜荆芥汤，春冬宜荆芥酒。春末夏初喜生赤根白头疮，服之瘥。

服威灵仙法

服威灵仙有二法。别有一帖云：以威灵仙杂牛膝服之，视气虚实，加减牛膝，牛膝以酒浸焙干。二物皆为末，丸散皆可，丸以酒煮面糊。

其一，净洗阴干，捣罗为末，杂酒浸牛膝末，或蜜丸，或为散，酒调。牛膝之多少，视脏腑之虚实而增减之。此眉山一僧，患脚气至重，依此服半年，遂永除。

其一，取药粗细得中者，寸截之，七寸作一帖，每岁作三百六十帖，置床头，五更初，面东细嚼一帖，候津液满口咽下。此牢山一僧，年百余岁，上下山如飞，云得此药力。

二法皆以得真为要。真者有五验：一味极苦；二色深黑；三折之脆而不韧；四折之微尘，如胡黄连状；五断处有黑白晕，谓之鸲鹆眼。无此五验，则藁本根之细者耳。又须忌茶。别有一帖云：但忌茶。若常服此药，当以皂角槐芽为茶，取极嫩者，汤中略煮一沸，便取出，布裹，压干，入焙，以软熟火焙干，与饮茶无异。以槐芽、皂角芽至嫩者，依造草茶法作。或只取《外台秘要》代茶饮子方①，常合服乃可。

煮肝散

治肝痿、脚弱，及伤寒手足干小不随。

紫菀　桔梗　苍术　芍药各等分

上为末，每服四钱，羊肝半具，大竹刀切，勿犯水，勿令血散，入盐醋葱姜酒同煮熟。空腹食前，日三服。

谷熟②尉宋钧，伤寒病瘥后，双足但有骨不能立，服此散见其肉生。一两日间，乃复如旧。

乌头煎丸

治风毒，气攻眼，久成内外瞕③，痛楚，胬肉④赤脉等，病十年者皆可疗。

黑豆二两小者　川乌头一两，去皮，生　青橘皮半两，去白，同乌头、黑豆为末，以水一升三合浸一宿，缓火⑤煎成膏子　甘菊花一两　牛膝　枸杞子　川芎　荆芥穗　羌活　地龙去土　白蒺藜去角　当归　干薄荷各半两

---

① 代茶饮子方：《外台》卷三十一作"代茶新饮方"。
② 谷熟：古地名，西汉始设。故城在今河南商丘东南20公里之谷熟镇。
③ 瞕：《正字通》："目生瞕翳。通作障。"今习作"障"。
④ 胬肉：胬肉，眼部的一种赘生组织。"胬"原作"努"，据常例改。
⑤ 缓火：文火，小火。

上将前青皮煎和①为丸，如桐子大。每服二十丸，空心茶酒任下，蜜汤下亦得。

先君因失少女，感伤哭泣，忽目瞑不见物，治之逾月复明。因盛怒呵一罪人，目复瞑，逾年得此，服不尽一剂，目复如故。

又方②

羌活 防风酒浸一宿 黄芪 木贼 附子炮 蝉壳 甘草 蛇蜕一条，青竹③，炙 荆芥穗 甘菊花 白蒺藜去角 旋覆花 石决明泥裹，烧通赤，别研

上等分，除附子、蛇蜕、决明，皆剉碎。新瓦上烙令燥，为散，每服④二钱，第二⑤米泔煎熟调下，空心、日午、夜卧各一服。

予少感目疾，逾年，人有以此方见遗，未暇为之。有中表兄许复尝苦目昏，后已都瘥。问其所以瘥之由，云服此药，遂合服，未尽一剂而瘥，自是与人，莫不验。

通关散

治诸中风伤寒。案：馆本云"治大人、小儿诸风伤寒"。

旌德⑥乌头四两，皱皮，有芦头，肌白者 藁本 防风 川芎劳 当归 白芷 天南星 干姜 雄黄细研 桂心以上各半两，并生，勿近火

---

① 煎和：原脱，据阁本补。
② 又方：《圣济》卷一百七名"羌活散"，"治风邪入系于头，目风眼寒，头目昏痛"。
③ 青竹：谓青竹蛇，即竹叶青蛇。
④ 服：诸本脱，据《圣济》卷一百七补。
⑤ 第二：义不明。《圣济》卷一百七作"匕，用"二字。
⑥ 旌德：县名。唐宝应二年（763），因"旌表其礼，以彰其德"而得始置。各朝因之。治所在安徽省东南部。

上为细末，煨葱酒下一字①，或半钱。瘫痪加牛黄麝香，小儿减半，薄荷酒下。

此散予目见医数人，今聊记其一二。

曾在江南见市门有卧者，问之，乃客贩，因病偏风，医之，遂至病困，为邸家②所委③。时伯氏为邑，使人舁④到令舍⑤，调药饮之，又与十服。数日，伯氏出，市有一人，扶倚床而呼曰：昔日卧者，今能扶榻而行矣。药尽，愿少继之。伯氏又与十服，服讫能起。

又一吏，病疮而挛，逾岁月卧矣。伯氏与散二钱匕，为八服。吏谬以为一服，服已，僵眩呕吐，几困将殆。数日疮挛悉除。大抵中风挛弛，治之须先去痰，案：馆本作"涎"。去已，乃用续命汤辈汗之，末乃用此为宜。盖风病多挟热，若未发散，便投乌头辈。或不相当也，更消息治之，必验。

辰砂散

治风邪诸痫，狂言妄走，精神恍惚，思虑迷乱，乍歌乍哭，饮食失常，疾发仆地，吐沫戴目，魂魄不守，医禁无验。

辰砂一两。须光明有墙壁者　酸枣仁微炒　乳香光莹者。各半两

上量所患人饮酒几何，先令恣饮沉醉，但勿令至吐。静室中服药

---

①　一字：一枚铜钱四个字，一字为散末药堆放钱面一个字位置，亦即四分之一钱。后文"半钱"即半个钱面，两字。

②　邸家：店家。

③　委：弃。

④　舁（yú 于）：抬，举。

⑤　令舍：官舍。

讫，便安置床枕令睡。以前药为一服，温酒一盏调之，顿服令尽。如素饮酒少人，但随量取醉。病浅人一两日，深者三五日，睡不觉。令家人潜伺①之，觉即神魂定矣；慎不可惊触使觉，及他物惊动。一为惊寤，更不可治。

上枢正肃吴公，少时病心，服一剂，三日方寤，遂瘥。

治诸风上攻头痛方

地龙、谷精草为末，同乳香，火饼上燃，以纸筒笼烟，鼻闻之即瘥。

侧子散

治筋脉抽掣，疼痛不止。

侧子_{炮裂去皮脐} 赤箭 漏芦 芎䓖 酸枣仁_{微炒} 海桐皮_{各一两}
桂心 五加皮 仙灵脾 牛膝 木香_{各三五钱} 枳壳_{麸皮炒去瓤，半两}

上为末，每服一钱，温酒调下，不计时候服。此药尤治目赤痛，屡用每验，盖攻治肝风。凡目赤皆主于风，予于《四生散》论之甚详。此方主疗，亦四生散之类也。

---

① 伺：观察。

四生散

治肾脏风，治眼，治癣。

白附子_{脚生疮用黑附子}　肾形沙苑蒺藜　羌活　黄芪

上等分，皆生为末，每服二钱，盐酒调下，空腹，猪肾中煨服尤善。

予为河北察访使时，病赤目四十余日，黑睛旁黯赤成疮，昼夜痛楚，百疗不瘥。郎官丘革相见，问予：病目如此，曾耳中痒否？若耳中痒，即是肾家风。有四生散疗肾风，每作二三服即瘥。闾里号为"圣散子"。予传其方，合服之。午时一服，临卧一服，目反大痛。至二鼓时，乃能眠。及觉，目赤稍散，不复痛矣。更进三四服，遂平安如常。

是时孙和甫学士帅镇阳①，闻予说，大喜，曰："吾知所以自治目矣。向久病目，尝见吕吉甫参政云：'顷目病，久不瘥，因服透水丹乃瘥。'如其言，修合透水丹一剂。试服二三十服，目遂愈。"乃知透水丹亦疗肾风耳，此可记尔。

凡病目人更当记一事。予在河北病目时，曾治浴具，洛州②守阁君绶见访云："目赤不可浴，浴汤驱体中热并集头目，目必甚。"又转运判官李长卿亦云然。予不信，卒浴。浴毕，目赤遂大作。行数程到巨鹿，见陈彦升学士以病目废于家，问其目病之因，云："顷年病目赤，饮酒归，过同舍林亿，邀同太学浴。彦升旧知赤目不可浴，坚拒

---

① 镇阳：当为"镇州"之误。宋时河北路无"镇阳"。镇州治所在今正定。

② 洛州：宋时河北路无洛州，河北西路所统有"洺州"，疑应为"洺州"。

之不得，僶俛①一浴，浴已几失明。后治之十余年竟不瘥。"此亦以为戒也。

又予之门人徐构病癣，久不瘥，服四生散，数日都除。

---

① 僶俛：古同"黾勉"，勉强。

苏沈内翰良方卷第三

论圣散子①

昔予览《千金方》三建散，云于病无所不治。而孙思邈特为著论，以谓此方用药节度②不近人情，至于救急，其验特异。乃知神物效灵，不拘常制；至理开惑，智不能知。今予得圣散子，殆此类也。

自古论病，惟伤寒为急，表里虚实，日数证候。应汗、应下之类，差之毫厘，辄至不救。而用圣散子者，一切不问阴阳二感，或男子女人相易，状至危笃，速饮数剂，而汗出气通，饮食渐进，神宇完复，更不用诸药，连服取瘥。其余轻者，心额微汗，正尔无恙。药性小热，而阳毒发狂之类，入口便觉清凉，此药殆不以常理而诘也。若时疫流行，不问老少良贱，平旦辄煮一釜，各饮一盏，则时气不入。平居无事，空腹一服，则饮食快美，百病不生，真济世卫家之宝也。

其方不知所从出，而故人巢君谷世宝之，以治此疾，百不失一。予既得之，谪居黄州，连岁大疫，所全活者不可胜数。巢甚秘此方，指松江水为誓盟，不得传人。予窃隘③之，乃以传蕲水庞君安时。庞以医闻于世，又善著书，故以授之，且使巢君名与此方同不朽也。

---

① 论圣散子：《全集》卷十题作"圣散子叙"；嘉靖本作"圣散子"。
② 节度：古方后记载的用方方法和预后、应变、注意事项等内容。
③ 隘：同"厄"。阻隔。引申指隐瞒。

圣散子启①

圣散子主疾，功效非一。去年春，杭州民病，得此药，全活者不可胜数。所用皆中下品药，略计每千钱即得千服，所济已及千人，由此积之，其利甚溥②。凡人欲施惠，而力能自办者，犹有所止；若合众力，则人有善利，其行可久。今募信士，就楞严院修制。自立春后起施，直至来年春夏之交，有入名者，径以施送本院。昔薄拘罗尊者，以诃黎勒施一病比丘，故获报身，身常无众疾。施无多寡，随力助缘，疾病必相扶持，功德岂有限量。仁者恻隐，当崇善因。吴郡陆广秀才施此方并药，得之于智藏主禅月大师宝泽，乃乡僧也。其陆广见在京施方并药，在麦䴬巷住，出此方。陈无择《三因方》云：此药似治寒疫，因东坡作序，天下通行。辛未年，永嘉瘟疫，被害者不可胜数，盖寒疫流行，其药偶中，抑未知方土有所偏宜，未可考也。东坡便谓与三建散同类，一切不问，似太不近人情。夫寒疫，亦能自发狂。盖阴能发躁，阳能发厥，物极则反，理之常然，不可不知。今录以备疗寒疫，用者宜审究其寒温二疫，无使偏奏也③。

[点评] 陈无择《三因方》原文与鲍氏转录之殿本小注略有不同，"究其寒温二疫"后还有一段文字："辛巳年，余尝作《指治》，至癸巳复作此书，见《石林避暑录》亦云：'宣和间，此药

---

① 圣散子启：《全集》卷十题作"圣散子后序"。殿本、阁本有论无题，与前条并为一条。
② 溥（pǔ 普）：广大。
③ 陈无择……偏奏也：本段为后人引附陈氏对"圣散子"的评议。殿本、阁本有此段，嘉靖本无。

盛行于京师，太学生信之尤笃，杀人无数，医顿废之。然不妨留以备寒疫，无使偏废也。'"

圣散子方①

草豆蔻去皮，面裹炮，十个。案：馆本作"一个"。　　木猪苓去皮　石菖蒲

高良姜　独活去芦头　附子炮裂②，去皮脐　麻黄去根　厚朴去皮，姜汁炙　藁

本去瓤，土炒　芍药　枳壳去瓤，麸炒　柴胡　泽泻　白术　细辛　防风

去芦头　藿香　半夏姜汁制　茯苓各半两　甘草炙，一两

上剉碎如麻豆大，每服五钱匕，清水一钟半，煮取八分，去滓，热服。余滓两服合为一服，重煎，空心服。

小柴胡汤

解伤寒。

柴胡二两　黄芩　人参　甘草炙　生姜各三钱。案：程本云"各三分"，似误。　半夏汤洗一两半　大枣十二枚，破

上剉如麻豆大，以水三升，煮取一升半，去滓，再煎取九合，温服三合，日三服，案：馆本云："取丸温服，日三服"，似误。此古法也。今可作粗散，每服三钱，枣三枚，姜五片馆刻三片，水一盏半。煎至八分，温服。气实疾势盛者，加至四五钱不妨，并去滓。

---

① 圣散子方：《活人书》方名后有夹注："此药性温，若阳证有热，不可轻易服之。"
② 裂：原作"制"，据日本文化本改。

此张仲景方。予以今秤量改其分剂。孙兆更名黄龙汤。近岁此药大行，患伤寒，不问阴阳表里，皆令服之。此甚误也。此药，《伤寒论》虽主数十证，大要其间有五证最的当①，服之必愈。一者身热，心中逆或呕吐者可服，<small>伤寒此证最多，正当服小柴胡汤。</small>若因渴饮水而呕者不可服，身体不温热者不可服；<small>仍当识此。</small>二者寒者，<small>案：馆本无"寒者"二字。</small>寒热往来者可服；三者发潮热可服；四者心烦胁下满，或渴或不渴，皆可服；五者伤寒已瘥后更发热者，可服。此五证，但有一证，更勿疑，便可服，服之必瘥。若有三两证以上，更的当也。其余证候，须仔细②详方论<small>案：馆本无"方"字</small>及脉候相当方可用，不可一概轻用。世人但知小柴胡治伤寒，不问何证便服之。不徒无效，兼有所害，缘此药差寒故也。唯此五证，的不蹉跌，决效无疑。此伤寒中最要药也。家家有本，但恐用之不审详，故备论于此，使人了然易晓。

本方更有加减法，虽不在此五证内，用之亦屡效，今亦载于此：若胸中烦而不呕，去半夏，加人参合前成一两，栝蒌根一两；若腹中痛者，去黄芩，加芍药三分，<small>此一证最有验，常时腹痛亦疗；</small>若胁下痞硬，去大枣，加牡蛎一两；若心下悸，小便不利，去黄芩，加茯苓一两；若不渴，外有微热者，去人参，加桂三分，温覆微汗，愈；若咳，去人参、大枣、生姜，加五味子半两，干姜半两。

元祐二年时行，无少长皆咳，服此皆愈。<small>案：馆本止此，无下六十二字。</small>常时上壅痰实，只依本方，食后卧时服甚妙。赤白痢尤效，痢药中无如此妙。盖痢多因伏暑，此药极解暑毒。凡伤暑之人，审是暑喝，不问是何候状，连进数服即解。

---

① 当：原脱，据六醴斋本补。
② 仔细：原作"子细"，同"仔细"。据今例改。

麻黄丸

治伤寒，解表，止头痛兼治破伤风及一切诸风。

麻黄六两去节，沸汤泡①，去黄水，焙干　乌头水浸三日，频换水，去皮，日干，炮，去脐　天南星别捣　半夏汤洗七遍　石膏泥裹，火烧通赤，研，以上各四两　白芷三两　甘草一两，炙　龙脑半两，只用樟木龙脑，但要发散，不必南番龙脑　麝香一分

上为末，水煮天南星为丸，如小弹子大。每服一丸，葱茶或馆本有"茶"字酒嚼下，薄荷茶馆本无"茶"字亦得，连二三服。

此本予家白龙丸，已编入《灵苑》，后又加麻黄作六两。寒水石馆本有"用"字石膏②为衣，治伤寒至佳，小小伤风，服之立瘥。解表药中，此尤神速。

治暑暍迤巡闷绝不救者

道上热土　大蒜

上略等多少，烂研，冷水和，去滓，饮之即瘥。

此方在徐州沛县城门上板书揭之，不知何人所施也。

---

① 泡：原作"炮"，据阁本改。
② 石膏：阁本作"石膏末"，义长。

治暑伤肌肤多疮烂或因搔成疮者

林才中尝暑中卧病，肌肤多疮烂汁出。有一乳姥曰："此易愈。"取干壁土揉细末，傅之，随手即瘥①。

木香丸

治瘴。

鸡心槟榔 陈橘皮去白，各二两 青木香 人参 厚朴 官桂去无味者 大附子 羌活 荆三棱 独活 干姜炮 甘草炙 芎劳 川大黄剉，微炒 芍药各半两 牵牛子一斤，淘去浮者，揩拭干，熟捣，取末四两，余滓不用 肉豆蔻六枚，去壳，止泻方用

上十五味为末，瓷器盛之，密封。临服，用牵牛末二两，药末一两，同研令匀，炼蜜为丸，如桐子大。

心腹胀满，一切风劳冷气，脐下刺痛，口吐清水白沫，醋心，痃癖气块，男子肾脏风毒攻刺四体，及阳毒脚气，目昏头痛，心间呕逆，及两胁坚满不消，卧时橘皮汤下三十丸，以利为度，此后每夜二十丸。

女人血痢，下血，刺痛，积年血块，胃口逆，手足心烦热，不思饮食，姜汤下三十丸，取利，每夜更服二十丸。

小儿五岁以上，疳气腹胀气喘，空心温汤下五七丸，小者减丸

---

① 治暑……即瘥：本条题、文原续附于上条中，据原书目录另立。

数服。

凡胸腹饱闷不消，脾泄不止，临卧温酒下，取利。

食毒，痈疽发背，山岚瘴气，才觉头痛，背膊拘紧，便宜服之，快利为度。

常服可以不染瘴疾。

凡瘴疾，皆因脾胃实热所致，常以凉药解膈上壅热，并以此药通利弥善。

此丸本治岚瘴及温_{馆本"瘟"}疟大效。李校理敦裕尝为传，刻石于大庾岭，蒙效者不可胜数。予伯氏任闽中，尝拥兵捕山寇。过漳浦，军人皆感疟，用此治之，应时患愈。予在江南，时值岁发疟，以此药济人，其效如神，皆以得快利为度。

又记，凡久疟，服药讫，乃灸气海百壮，又灸中脘三十壮，尤善。

枳壳汤

附加减理中丸

治伤寒痞气，胸满欲死。

桔梗 　 枳壳_{炙，去瓤。各一两}

上剉如米豆大，用水一升半，煎减半，去滓，分二服。

伤寒下早，则气上膨胸，世俗即谓之结胸，多更用巴豆粉、霜腻粉下之，下之十有八七死。此盖泻其下焦，下焦虚，则气愈上攻胸膈，多致不救。凡胸胀病，只可泻膈。若按之坚硬而痛，此是结胸。如胸有水，须用大黄、甘遂辈下之，陷胸丸之类是也。若按之不甚硬，亦不_{馆本有"甚"字}痛，此名痞气。上_{馆本"正"}虚气热鼓胀。只可用黄芩、黄连、大黄之类化之。

尝有人患胸胀已危困，作结胸痞气治皆不瘥。文馆本"史"大夫以此汤饮之，下黄水一升许，遂瘥。予得此法，用之如神，若是痞气，莫不应手而消。凡伤寒胸胀，勿问结胸痞气，但先投此药。若不瘥，然后别下药。缘此汤但行气下膈耳，无他损。

又西晋崔行功方：伤寒或下或不下，心中结满，胸胁痞塞，气急厥逆欲绝，心胸高起，手不得近，二三日辄死。用泻心大小陷胸汤皆不瘥，此当是下后虚逆，气已不理，而毒复上攻，气毒相搏，结于胸中，气毒相激，故致此病。疗之当用加减理中丸，先理其气，次疗诸疾。加减方如后。

加减理中丸

人参　白术　茯苓　甘草炙。各二两　干姜炮。一两半　枳实十六片。麸炒或炙

上为末，蜜丸，弹子大。一丸不效，再服。予时用此，神速。下喉气即相接续。复与之，不过五六弹丸，胸中豁然矣。用药之速，未尝见此。渴者更加栝蒌二两，下利者加牡蛎二两。

予以告领军韩康伯、右卫毛仲祖、光禄王道预、台郎顾君苗、著作殷仲堪，并悉用之，咸叹其应速。

于时枳实乃为之贵，缘此病由毒攻于内，多类少阴。泄利之后，理应痞结，虽已泄利，毒尚未除，毒与气争，凝结于胸。时或不利，而毒已入胃，胃中不通，毒必上冲。或气先不理，或上焦痰实，共相冲结，复成此患。大抵毒之与气相干不宜，关津壅遏，途径不通，故泻心疗满而不疗气，虽复服之，其瘥莫由，疗气理结，案：馆本云"疗毒气结"。莫过理中丸，解毒通气，痞自消释。然干姜性热，故减其分；茯苓通津，栝蒌除渴，牡蛎止痢，谨审其宜，无不得矣。

家人黄珍者，得病如上，其弟扶就叔尚书乞药。余曰，可与理中丸。坐中数客皆疑不可，予自决与，于箱中取一弹丸与之。竺法太调余曰："此人不活，君微有缘矣。"与时合瞑许，比①至三筹②，扶又来，便叩头自搏③，四座愕然，谓其更剧。叔问何如，扶答："向药一服便觉大佳，更复乞耳。"予谓竺："向答曰：'上人不忧作缘，但恐夜更来乞，失人眠耳。'果尔如何？"余复与数弹丸，明日便愈。叔遂至今用之。护军司法_{案：馆本作"马"}刘元宝妾病亦如此，叔复与之一服，如鸡子一丸便瘥。叔知故④文武，遂多蒙救济。伤寒难疗，故详记焉。此行功自叙也。

余以此丸与枳壳汤兼服，理无不验，理中丸所用枳实只是枳壳，古人只谓之枳实，后人方别出枳壳一条。

栀子汤

治胸痹切痛。

栀子_{二两}　附子_{一两，炮}

上每服三钱，水一大盏，薤白三寸，同煎至五分，温服。

泗州有人病岁余，百方不效，服此二服顿愈。

---

① 比：原作"此"，据嘉靖本、馆本改。比，及；等到。
② 三筹：古制，一夜五更、二十五筹。此为入夜后的第一个三筹，约在晚间八时许。
③ 自搏：谓叩头。
④ 知故：旧交好友。

五积散

余家旧方。《博济》亦载，小有不同

苍术二十两　桔梗十两　陈橘皮六两　白芷　甘草各三两　当归二两　川芎一两半　芍药　白茯苓　半夏汤洗，各一两　麻黄春夏二两，秋冬三两　干姜春夏一两半，秋冬二两　枳壳麸炒，去瓤，四两，以后三味别捣和　肉桂春夏三两，秋冬四两　厚朴二两，姜汁炙

上前十二味为粗末，分作六服。大锅内缓火炒，令微赤、香熟即止，不可过焦。取出，以净纸藉板床上晾，令冷，入后三物和之。

和气，案："和气"即后所云"和一切气"也，与下伤寒及难产一例。馆本作"为丸"，误。每服三钱，加姜枣煎至六分，去滓服。

伤寒手足逆冷，虚汗不止，脉沉细，面青呕逆，加顺元散一钱，同煎热服。

产妇阵疏①难产，经三两日不生，胎死腹中；或产母气乏委顿，产道干涩，加顺元散。水七分，酒三分煎，相继两服，气血内和即产。胎死者不日当下。案：馆本云"不过三服当下"。其顺元散多少②量产母虚实。伤寒发热胁内寒者，加葱白三寸、馆本"二寸"。豉七粒同煎，相继两三服，当以汗解。

---

① 阵疏：原作"陈疏"，据诸本改。阵疏，谓产妇临产心慌失措。
② 少：原脱，据文化本、《博济方》补。

顺元散

乌头_{二两}　附子_炮　天南星_{各一两，炮}①　木香_{半两}

上予叔祖钱氏时②得此方，卖③于民家，故吴中至今谓之"沈氏五积散"。大抵此散能温里外，但内外感寒，脉迟细沉伏，手足冷，毛发恂栗④，伤寒里证之类，大啜三两杯。当手足温或汗乃愈。今世名医，多用此散治气，极效。和一切气，通血络，无出此药。人病脾疟，用紫金丸逐下，乃服此散，数服多愈。

紫金丹

硫黄　针沙_{各三钱}　铁粉_{五钱}　腻粉_{十五钱。案：馆本"铁粉、腻粉各五钱"}

四味炒为末，粟米饭丸如弹子大，乳香汤下一丸，气实，服一丸半至二丸。

七枣散

治脾寒疟疾。

川乌头_{大者一个，炮良久，移一处再炮。凡七处，炮满，去皮脐，为细末}

---

① 各一两，炮：当作"炮，各一两"。
② 钱氏时：谓五代吴越王钱俶之时。
③ 卖：殿本、阁本无此字，义长。
④ 恂栗：恐惧战栗貌。此指毛发耸立。

都作一服。用大枣七个，生姜十片，葱白七寸，水一碗，同煎至一盏。疾发前，先食枣，次温服，只一服瘥。

元祐二年，两浙疟疾盛作。常州李使君，举家病疟甚久，万端医禁不效。常时至效方①服亦不止。过客传此方，一家服之，皆一服瘥。

又长兴贾耘老传一方，与此方同。只乌头不炮，却用沸汤泡。以物盖之，候温更泡。满十四遍，去皮，切，焙干，依上法作一服。耘老云：施此药三十年，治千余人，皆一服瘥。

葱熨法

治气虚阳脱，体冷无脉，气息欲绝，不省人，及伤寒阴厥，百药不效者。

葱以索缠如盏许大，切去根及叶，惟存白长二寸许，如大饼馔②。先以火熁③一面令通热，又勿令灼人。乃以热处搭④病人脐，连脐下，其上以熨斗满贮火熨之。令葱饼中热气郁入肌肉中。须预作三四饼，一饼坏不可熨，又易一饼。良久，病人当渐醒，手足温，有汗即瘥。更服四逆汤辈，温其体，案：馆本作"内"。万万无忧。

予伯兄忽病伤寒，瞑寂案：馆本作"瞑眩"不知人八日，四体坚冷如石，药不可复入，用此遂瘥。

集贤校理胡完夫用此方拯人之危，不可胜数。

---

① 方：原书作"萬"。当是"方"形误为"万"，再改作"萬"。据文义改。
② 饼馔(dàn dáo)：饼类。馔，有馅的饼。
③ 熁(xié 胁)：原作"胁"，据文义改。熁，烤。
④ 搭：亦作"搨"。古医书中指以热物体表扑贴。

金液丹

出《博济方》

硫黄 十两，精莹者，研碎，入罐子，及八分为度，勿大满　石龙芮 两握。又云狗
蹄草一握　水鉴草 两握。稻田中生，一茎四花，如田字，亦名水田草，独茎生

以黄土一掬，同捣为泥。只用益母草井泥捣亦得。

上固济①药罐子，约厚半寸。置平地，以瓦片覆罐口。四面炭五
斤拥定，以熟火一斤，自上燃之。候罐子九分赤，口缝有碧焰，急退
火，以润灰三斗覆，至冷，剖罐取药。削去沉底滓浊，准前再煅。通
五煅为足，药如熟鸡卵气。急用可三煅止。并取罐埋润地一夜。又以水
煮半日，取药。柳木槌研，顿②滴水，候扬之无滓，更研令干。每药
一两，用蒸饼③一两，汤释化，同捣丸之，暴干。

金液丹旧方主病甚多，大体治气羸。凡久疾虚困，久吐利不瘥，
老人脏秘，伤寒脉微阴厥之类，皆气羸所致，服此多瘥。大人数十丸
至百丸，小儿以意裁度多少，皆粥饮下。羸甚者，化灌之。小儿久吐
利垂困，药乳皆不入，委顿待尽者，并与数十丸。往往自死得生，少
与即无益。

予亲见小儿吐利极④，已气绝，弃之在地。知其不救，试漫与服
之，复活者数人。

---

① 固济：涂泥粘结。
② 顿：程本作"细"，属上。义长。
③ 蒸饼：即今馒头。
④ 极：疲惫困顿。

苏沈内翰良方卷第四

服茯苓说

茯苓自是仙家上药，但其中有赤筋脉，若不能去，服久不利人眼，或使人眼小。当削去皮，切为方寸块，银石器中清水煮，以酥软解散为度，入细布袋中，以冷水揉摆，如作葛粉状，澄取粉。而筋脉留布袋中，弃去不用。其粉以蜜和如湿香状，蒸过食之尤佳。胡麻但取纯黑脂麻①，九蒸九暴，入水烂研，滤取白汁，银石器中熬，如作杏酪汤，更入去皮核烂研枣肉，与茯苓粉一处，搜②和食之，尤有奇效。

服茯苓赋

并引③

予少而多病，夏则脾不胜食，秋则肺不胜寒。治肺则病脾，治脾则病肺。平居服药，殆不复能愈。年三十有二，官于宛丘。或怜而授

---

① 脂麻：即胡麻。又称"油麻"，今通称"芝麻"。
② 搜：同"溲"。拌和。殿本、阁本即作"溲"。
③ 服茯苓赋并引：本文系苏轼之弟苏辙所作。辙示其兄苏轼，轼即作《服胡麻赋》以答之。二文并见苏辙《栾城集》卷十七。《苏沈良方》一书中原无后文，今并采录附后，以见其趣。引，即序。指下段正文前的序文。

之以道士服气法，行之期年①，疾良愈。盖自是始有意养生之说。晚读《抱朴子》书，言服气与草木之药，皆不能致长生。古神仙真人皆服金丹，以为草木之性，埋之则腐，煮之则烂，烧之则焦，不能自生，而况能生人乎？予既汩没世俗，意金丹不可得也，则试求之草本之类。寒暑不能移，岁月不能败，惟松柏为然。古书言松脂流入地下为茯苓，茯苓千岁，举则为琥珀。虽非金玉，而能自完也，亦久矣。于是求之名山，屑而②治③之，去其脉络，而取其精华。庶几可以固形养气，延年而却老者，因为之赋以道之。词曰④：

春而荣，夏而茂。憔悴乎风霜之前，摧折乎冰雪⑤之后。阅寒暑以同化，委粪壤而兼朽。兹固百草之微细，与众木之凡陋。虽或效骨骼于刀几，尽性命于杵臼⑥，解急难于俄顷，破奇邪于邂逅，然皆受命浅狭，与时变迁；朝菌无日，蟪蛄无年⑦。苟自救之不暇，矧他人之足延。乃欲撷根茎之微末，假臭味以登仙。是犹托疲牛于千里，驾鸣鸠于九天。则亦辛勤于涧谷之底，槁死于峰崖之巅，顾桑榆之窃叹，意神仙之不然者矣。若夫南涧之松，拔地千尺，皮厚犀兕，根坚铁石，须发不改，苍然独立。流膏脂于黄泉，乘阴阳而固结。像鸟兽之蹲伏，类龟蛇之闭蛰。外黝黑以鳞皴，中结白而纯密。上灌莽⑧之不犯，下蝼蚁之莫贼。经历千载，化为琥珀。受雨露以弥坚，与日月而终毕。故能安魂魄而定心志，却五味与谷粒；追赤松于上古，以百

---

① 期年：周年。

② 而：原作"则"，据诸本改。

③ 治：加工处理。《栾城集》卷十七作"瀹"。

④ 词曰：原脱，据《栾城集》卷十七补。

⑤ 雪：原作"霜"，涉上句而误，据诸本改。

⑥ 曰：原作"白"，据诸本改。

⑦ 朝菌无日，蟪蛄无年：语本《庄子·逍遥游》："朝菌不知晦朔，蟪蛄不知春秋。"此喻植物药本身短寿。

⑧ 灌莽："灌"原作"藿"，误，据《栾城集》卷十七改。丛生的草木。

岁为一息。颜如处子，绿发方目，神止气定，浮游自得。然后乘天地之正，御六气之辨，以游夫无穷，又何求而何食？

附：

服胡麻赋并叙①

始余尝服茯苓，久之，良有益也。梦道士谓余："茯苓燥，当杂胡麻食之。"梦中问道士："何者为胡麻？"道士言："脂麻是也。"既而读《本草》，云："胡麻，一名狗虱，一名方茎，黑者为巨胜。其油正可作食。"则胡麻之为脂麻，信矣。又云："性与茯苓相宜。"于是始异斯梦，方将以其说食之，而子由赋茯苓以示余，乃作《服胡麻赋》以答之。

世间人闻服脂麻以致神仙，必大笑。求胡麻而不可得，则取山苗野草之实以当之，此古所谓"道在迩而求诸远"者欤？

其词曰：

我梦羽人，颀而长兮。惠而告我，药之良兮。

乔松千尺，老不僵兮。流膏入土，龟蛇藏兮。

得而食之，寿莫量兮。于此有草，众所尝兮。

状如狗虱，其茎方兮。夜炊昼曝，久乃藏兮。

茯苓为君，此其相兮。我兴发书，若合符兮。

乃瀹乃蒸，甘且腴兮。补填骨髓，流发肤兮。

是身如云，我何居兮。长生不死，道之余兮。

神药如蓬，生尔庐兮。世人不信，空自劬兮。

搜抉异物，出怪迂兮。槁死空山，固其所兮。

至阳赫赫，发自坤兮。至阴肃肃，跻于乾兮。

---

① 服胡麻赋并叙：此为苏轼见苏辙《服茯苓赋》后所作覆文。原书无此，据《苏轼文集》补入，以足前文之趣。

寂然反照，珠在渊兮。沃之不灭，又不燔兮。

长虹流电，光烛天兮。嗟此区区，何与于其间兮。

譬之膏油，火之所传而已耶？

木香散

治脏腑冷极及久冷伤惫，口疮下泄，谷米不化，饮食无味，肌肉瘦悴，心多嗔恚，妇人产后虚冷下泄，一切水泻冷痢。

木香　破故纸　高良姜　砂仁　厚朴姜汁炙，各三分　赤芍药　陈橘红　肉桂　白术各半两　胡椒　吴茱萸汤洗去黑水。各一分　肉豆蔻四枚　槟榔一个

上为散。每服三钱，不经水猪肝四两许，去筋膜，剉①为薄片，重重掺②药。置一鼎中，入浆水一碗，醋一茶脚许，盖覆。煮肝熟，入盐一钱，葱白三茎细切，生姜弹子许，捶碎同煮，水欲尽，空心，为一服，冷食之。初服微泻，不妨，此是逐下冷气。少时自止，经年冷利滑泻，只是一服，渴即饮粥汤下。忌生冷油腻物。如不能食冷物，即添少浆水暖服。

张简夫职方③，尝久泻。忽有人召食，以疾辞不往。主人曰："吾有良药，一服可瘥。"煮药而召之。简至，先服药，便就席。熟醉而归，竟不复泻。简夫得此方，与人服，莫不神应。

嘉兴谢医得此方，恶其烦，只用浆水煮猪肝为丸，如梧桐子大。每服五十丸，粥饮下，其效亦同。

---

① 剉：薄切。嘉靖本作"批"，今俗亦作"批""披"。

② 掺：同"糁（sǎn 伞）"，布撒。

③ 职方：掌管地图的官员。

若暴泻利，只是一服。唯热痢热泻不佳。案：馆本云"唯热痢、热泻不住，须加服"，盖承《永乐大典》之误。予家极宝此药，可大惊异，非余药可比。

硇砂煎丸

治一切积滞，化气消食，补益真气。产后逐败血、补虚损，至善。

硇砂一两，拣通明无石者，别研，令如粉　舶上茴香一两，微炒　当归一两，无灰，酒浸一宿，去芦丫，薄切片子，焙　金铃子三两，洗过切破四面，无灰酒浸一宿，候软，以刀子刮下瓤，去皮核不用　肉苁蓉一两，无灰酒浸一宿，薄切作片子，干称①穿心巴戟一两，无灰酒浸一宿，去心用　天雄一两，无灰酒煮，五七百沸，候软，刮去皮槟榔一两　木香　沉香　黑附子各一两　阿魏半两，米醋磨成膏，入诸药

上细末，以无灰酒煮，白面糊丸如梧桐子大，每服三十丸，空心，日午温酒下。

此方家家有。予家妇尝病蓐中下痢，日久甚困笃，百方不瘥。士人李潜善医，曰："蓐中下痢，与他痢不同。常痢可用苦涩药止之，蓐中痢生于血不足，投涩药则血愈不行，痢当更甚。"为予作硇砂法，云此药最能治产后痢。先以桂丸小②下之，案：馆本云"先以桂圆方"小下之。次投硇砂丸，日九十丸，痢顿减半，次日遂愈。

硇砂丸，产后虽无疾，亦宜服之，能养血去积滞。

桂圆方，今附于后。

硇砂研　肉桂　甘遂　丁香　木香　芫花醋炒焦　巴豆去心皮，勿去油

---

① 干称：《圣济》卷七十二作"焙干"。
② 丸小：原作"小丸"，据原注与下文"桂圆"方名乙转。"圆"，即"丸"。

上各等分，捣治，面糊为丸，小绿豆大。每服二丸、三丸，温水下，加减更量虚实。潜，名医也，云此丸取积最胜，不以①久近皆能化。

黑神丸

漆六两，半生，半用重汤②煮，一半日令香　神曲　茴香各四两　木香　椒红　丁香各半两　槟榔四枚。除椒外，五物皆半生半炒

上丸如弹丸大。取茴香末十二两铺盖，阴地阴干。候外干，并茴香收器中，极干，乃去茴香。

肾余育肠③，膀胱疝癖，七疝下坠。五膈血崩，产后诸血，漏下赤白，并丸分四服。

死胎一丸，皆无灰酒下。

难产，炒葵子四十九枚，捣碎酒煎下一丸。诸疾不过三服，元气十服，案：此句疑有脱字。膈气癥癖五服，血瘕三丸当瘥。

予族子妇，病腹中有大块如杯。疑"瘕"字之讹，馆本同。每发，痛不可堪。时子妇已贵京下，善医者悉尝服其药，莫愈。陈应之曰："此血瘕也。"投黑神丸，尽三丸，杯当作瘕气消尽，终身不复作。

【点评】漆之入药，古来不多，宜慎用。清代沈又彭《沈氏女科辑要》王孟英按：而黑神丸，生、熟漆并用，尤勿轻试。每见服之误事。因思漆身为癞之言，则飞补之说，其可惑乎！

---

① 以：阁本作"论"，义长。
② 重汤：谓隔水蒸煮。
③ 肾余育肠：小腹寒痹疝气一类病患。

神保丸

出《灵苑》

木香一分　胡椒一分　巴豆十枚，去皮、心，研　干蝎一枚　案：馆本作"十枚"。

上汤释蒸饼，丸麻子大，朱砂为衣，每服三丸。心膈痛，柿蒂汤下，或灯心同柿蒂汤下；腹痛，柿蒂煨姜煎汤下；血痛，炒姜醋小便下；案：馆本无"小便"字。小便不通，灯心汤下；血痢脏毒，楮叶汤下；肺气甚者，白矾、蚌粉各三分，黄丹一分，同研为散，煎桑根白皮糯米饮，调下三丸①；案：馆本作"三钱"。若小喘，止用桑皮糯米饮下；肾气胁下痛，茴香酒下；大便不通，蜜汤调槟榔末一钱同下；气噎，木香汤下；宿食不消，茶酒浆饮任下。

予三十年前客金陵，医人王琪传此方。琪云："诸气，惟膀胱气胁下痛最难治，独此丸辄能去之。"熙宁中，予病项筋痛，诸医皆以为风，治之数月不瘥，乃流入背脊，久之又注右胁，挛痛甚苦。忆琪语，方向②已编入《灵苑》，取读之，有此一验，乃合服之，一投而瘥。后尝再发，又一投而瘥。

小建中汤

治腹中切痛。

官桂削　生姜切，各三分　甘草炙，半两　大枣十二枚，擘　白芍一两半

---

① 丸：嘉靖本、馆本作"钱"，是。此所服为白矾、蚌粉、黄丹所成之散药，非主方"神保丸"。

② 向：先前。

胶饴二两

上以水二升，煮取九合，去滓，内饴更上火微煮，令饴化。温服三合，日三服。

尝有人患心腹切痛不可忍，累用良医治之皆不效，灸十余处亦不瘥。士人陈承善医，投一药遂定。问之，乃小建中汤也。此药偏治腹中虚寒，补血，尤主腹痛，常人见其药性温平，未必信之。古人补虚只用此体面药，不须附子、硫黄。承用此药治腹痛如神。

然腹痛按之便痛，重按却不甚痛，此止是气痛；重按愈痛而坚者，当自有积也。气痛不可下，下之愈痛，此虚寒证也，此药尤相当。按《外台》，虚劳腹中痛，梦失精，四肢酸痛，手足烦热，咽干口燥，妇人少腹痛，宜服。张仲景《伤寒论》：阳脉涩，阴脉弦，法当腹中急痛，先与此不瘥者，小柴胡汤主之。此二药皆主腹痛，予已于小柴胡汤叙之。若作散，即每服五钱匕，生姜五片，枣三个大者，饴一栗大。若疾势甚，须作汤剂，散服恐力不胜病。

元丰中，丞相王郇公病少腹痛不止，宣差太医，攻治备至，皆不效。凡药之至热，如附子、硫黄、五夜叉丸之类，用之亦不瘥。驸马张都尉令取妇人油头发烧为灰，细研筛过，温酒服二钱，即时痛止。妇人用男子头发，如前类用方。

进食散①

青皮　陈皮去瓢　甘草炙　肉桂去外皮　高良姜薄切，炒，各一分　川乌头一个，炮，去皮脐　草豆蔻三个　诃子去核，煨，五个

---

① 进食散：按原书目录，此方有证治"治胃气小腹切痛"。但方下述证似未涉及腹痛，故此七字当为神圣香薷散方最末句。故疑本卷后文褐丸、神圣香薷散位于后文属错简，应移至此进食散之前。

上每服一钱，水一中盏，生姜二片，煎至七分，食空时服。

此卢州李潜方。治脾胃虚冷不思食，及久病人脾虚全不食者，只一二服，便顿能食。潜，名医也，予目见在真州，治贾使君女子，已五十余日，病脾，多呕，都不进食，医绝无验。潜投此药一服，遂食蒸饼半枚，明日百味皆思。潜云此药进食极神速。予疑此药太热，潜云不然，用之三十年，无不效也。

压气散

止逆定喘，治疏取①多后，案：馆本无"疏取多后"四字。气乏控上膈者。

木香　人参　白茯苓　藿香　枳壳　陈橘皮　甘草炙，以上各等分
附子炮，减半

上服一大钱馆刻无服字，"钱"作"盏"，煎紫苏木瓜生姜汤，再入银盏，重汤煎五七沸，通口服。

诃子丸

消食化气。

诃子皮三两，洗，炮　木香　白豆蔻　槟榔　桂　人参　干姜　茯苓以上各二两　牵牛子一两，略炒　甘草粗大者，炙，一两

上酒煮面糊为丸，梧桐子大，每服十五丸至二十丸。如有气疾发

---

① 取：文化本、《圣济》卷八十七作"利"，义长。

动①，吃食过多，筑心满闷，烂嚼，茶酒任下。

陆子履学士知蔡州平舆县，值石普南迁，子履与治行②甚勤，普极德之。未几普召还，过平舆见子履，叙南行之惠，曰："他物不足以为报，有一药方奉传。"乃此方也。云："普啖物极多，常致愦闷成疾，服此辄愈。"予问子履求得之，家中常合。食饱胀满及气膨胸膈，只一服，如人手按下，极有验也。

椒朴丸

治脾胃虚冷，岁久不思饮食，或发虚肿，或日渐羸瘦，四肢衰倦，吐利无节。应脾虚候状，皆可服。

汉椒去目　厚朴去粗皮，剉　茴香　青盐淘去沙土取净

上各二两，以水二升，煮令干，焙燥，捣为末，面糊丸，梧桐子大，每服三四十丸，空心，温米饮及盐汤下。病深者日三服。

予中表③许君，病脾逾年，通身黄肿，不能起，全不嗜食。其甥为本道转运使，日遣良医治之，都不效。有傅主簿传此方，服十许日，渐安。自尔常服，肌肤充硕，嗜饮食，兼人面色红润。年六十余，日行数十里，强力如少年。

椒朴丸，《博济》及诸集中多载。有加附子者，有加姜辈，案：馆本云"有加姜皮者"。皆不快捷。此方得其精要，与病相当如神，慎勿增他药。药之中病处，人多不识。看不上面，自有奇功。多因增益他药，却致不验，此难可以意测也。

---

① 发动：旧病复发。
② 治行：此谓帮助整理行装，送行。
③ 中表：平辈的表亲。

无碍丸①

湖州处士刘某，其叔父病喘。手足皆肿，殆不能起。刘君梦有人谓之曰："君叔父病脾，病横泻馆刻"泄"四肢，非他也。子有隐德，吾能愈子叔父之疾。"手疏方以授之，曰无碍丸。且诫曰："慎勿服他药。"刘君得方，以饵其叔父。三饵而疾间②，君先迎医于钱塘，后数日医至，曰："此肺逆，当治肺。"药入口，疾复作。君谕曰："神人预尝戒我。"急谢③医。复投无碍丸，遂瘥。

大腹皮炙，二两　蓬莪术　三棱皆湿纸裹，煨熟，一两　木香面裹煨熟，半两　槟榔生，一分

上为末，炒麦蘖，捣粉为糊，丸如梧桐子大，每④服二三十丸，生姜汤下。

桂香散

治脾胃虚弱，并妇人脾血久冷。

高良姜剉，炒香熟　草豆蔻去壳，炒　甘草　白术　缩砂仁　厚朴去粗皮，剉。各一两　青橘皮去瓢，炒黄　诃子肉各半两　肉桂一分　生姜一两切　枣肉一两切，二味同厚朴一处，用水一碗煎令干，同杵为团，焙干用

---

① 无碍丸：本在方药之前，"湖州处士"一段文字之后，今据文例及诸本移此。
② 间：病愈。
③ 谢：婉辞。
④ 每：原脱，据殿本、阁本补。

上同为末，每服二钱，入盐少许，沸汤点①，空心服。

此药偏疗腹痛。天台吕使君，自来有腹痛，遇疾发即闷绝，连日不瘥。有一道士点此散饮之，一服遂定。自后每发，即饮数服，痛如失去。予得之，累与人服，莫不神验。治冷泻尤妙，腹痛最难得药。此方只是温脾耳，特工止痛，理不可知。

健脾散

治胃虚泄泻，老人脏泄尤效。

乌头炮，三分　厚朴姜汁炙　甘草炙　干姜炮。各一分

上服一钱②，水三合，生姜二片馆本"三片"，煎至二合。热服，并二服止。

予家尝贮此药，治脾泄极验。

香姜散

出《博济方》

治久患脾泄泻。

生姜四两　黄连一两

上剉碎如豆大，慢火一处炒。令姜干脆深赤色，去姜取黄连为细末，每服一钱。馆本"二钱"。空腹，腊茶③清下，不过二服瘥。

---

① 点：用沸水将药末冲出药汁饮用。下"点"字同。

② 上服一钱：义未足。《寿亲养老书》引此方作"上为末，每服一钱"，可从。

③ 腊茶：亦作"蜡茶"。古代的一种茶品。系以上等嫩茶芽碾细，加入香料等制成茶饼，茶汤面呈乳白色，似熔蜡，故得名。

引气丹

治一切滞气。

朱砂研　安息香研　麝香研，各一分　白芥子三百六十粒炒　大戟末一钱匕　没药一钱，研入　牛黄半钱，研入　牵牛末一钱匕　五灵脂一钱，研入　乳香一钱，研入　班蝥二十七个，去头、翅、足，研入　巴豆二十七粒去皮，研出油，不出油助使快。馆本"二、七粒"

上件都研令匀，用红米饭为丸如麻子大。临时汤使下之。

太医潘璟，带囊中常贮此药。仓卒疾多用之。

沉麝丸

治一切气痛不可忍端午日午时合。

没药　辰砂　血竭①各一两　木香半两　麝香一钱　沉香一两

上皆生用，银瓷器熬生甘草膏为丸，皂荚子大。姜盐汤送下，馆本"嚼下"。血气，醋汤嚼下。

松滋令万君拟宝此药。妇人血痛不可忍者，只一丸，万君神秘之。每有人病，止肯与半丸，往往亦瘥。

---

① 竭：原作"蝎"，据诸本改。

礞石丸

治诸气。馆本作"痰"，似误。

硇砂一两，米醋三升，化　巴豆霜二两半，以上先煮　青礞石半两研　三棱一两，醋浸一宿，煨。以上次煮　大黄一两半，分三分煨炒。又次煎　木香　槟榔　肉豆蔻　猪牙皂角去皮炒，一云炙　肉桂　干姜炮　丁香　蓬莪术各一两　芫花醋浸一宿，炒，微有烟　青橘皮　白豆蔻　墨烧八分过，各半两　胡椒一分　粉霜一分，研　面二两，酒半斤化。又次煎

以硇砂醋合巴豆，煮两食久，投礞石、三棱，又投酒面，又投大黄，相去皆半食久。乃入众药熬，丸如绿豆大。每服三五丸，酒饮杂下。

凡癥积，饮食所伤，气凝，谷食不化，皆能愈。

褐　丸

消食，化气，止泄泻，腹中诸冷疾。

乌头炮，去皮　桂　香附子微炒　干姜炮　陈橘皮微炒

上先用川巴豆取肉，麻油内慢火煎。自旦及午，候巴豆如皂子色即止。净拭，冷水中浸两日，日再换水。又拭干，研如油极细，须研一日方可用。以铁匙刮起，薄摊新瓦上，如一重纸厚。候一复馆本"伏"时，以铁匙刮下，再研极细。每巴豆霜一两，即诸药各五两为细末，与巴豆同研千万匝①。再用绢罗过，更研令匀，用陈米一

---

① 匝：遍，次。

升半，为细末，水调成膏，直候微酸臭，即煮为硬糊。细研令无块硬处，乃与众药一处为丸，如绿豆大。每服五七丸，随汤使下。此只是食药，然食药方至多，无如此方者，能和脾胃，消气进食，止泻去积。凡食物壅隘，服之即消；一应①腹中不平，脾胃诸疾，服之莫不康泰。

苏州有人卖一朱砂丸，食药无所不治，其效如神，以此致巨富。服其药者，遍天下人无有得其真方者。后有亲人窃得，乃与此一同。但加朱砂为衣耳，人家宜常合，长少皆可服，的的②可赖。

神圣香薷散

出《吴兢五脏论》

治胃气馆本"虚"字，霍乱吐泻，转筋，腹痛。案：程本作"香茸散"，方中香薷及制法内，入香薷皆作"香茸"，疑误，今遵馆本。

香薷穗经霜者，一两半　新厚朴二两，取心　川黄连二两　白扁豆一两，焙

上先用姜汁四两，一处杵黄连、厚朴二味令细，炒成黑色，入香薷、扁豆二味，都为末。每服五钱，水一盏，酒一盏，共煎至一盏，入瓷瓶内，蜡纸封，沉入井底，候极冷，一并服二服，濒死者亦生。

京师有人卖此药，一服三百钱。治胃气小腹切痛。

【点评】香茸为香薷别称，《本草图经》有载。故程本作"香茸"非误。

---

① 一应：各种，一切。"一"字原脱，据文义补。
② 的的：的确；实在。

治腹中气块

大黄　荜茇 等分，皆生

上蜜丸，梧子大，麝香水下二三十丸。空心，日三服。

贵州守李承议，得岚瘴。夫妇儿女数人，相继而死。有二子归岭北，皆病腹中有块如瓜，瘦苦欲死。陈应之与此方，服及三十服，气块皆消。应之云："此寒热相杂所致，当以寒热二物攻之。"

暴下方

欧阳文忠公尝得暴下，国医不能愈，夫人云："市人有此药，三文一贴，甚效。"公曰："吾辈脏腑与市人不同，不可服。"夫人使以国医药杂进之，一服而愈。公召卖者厚遗①之，求其方，久之乃肯传。但用车前子一味为末，米饮下二钱匕。云："此药利水道而不动气，水道利则清浊分，谷脏自止矣。"

治泻痢方②

肉豆蔻刳作瓮子，入通明乳香少许，复以末塞之，不尽即用面

---

① 遗（wèi 卫）：赠送。
② 治泻痢方：《全集》卷七十三题作"治痢腹痛法"，共有二法，一法生姜，二法豆蔻，皆以茶对烹之。

和①少许，裹豆蔻煨熟，焦黄为度。三物皆研末，仍②以茶末对烹之。

案："面"，《苏集》作"曲"。

茶　方

宪宗赐马总治泻痢腹痛。

以生姜和皮切碎如粟米。用一大盏，并草茶相对煎服。

元祐二年，欧阳文忠公得此疾③，百药不效，予传此方而愈。案："大盏"，《苏集》作"大钱"；"欧阳文忠公"作"文潞公"。

---

① 面和：《全集》卷七十三作"和面"。

② 仍：再，又。

③ 元祐……此疾：欧阳文忠公即欧阳修逝于宋神宗熙宁五年（1072），而元祐二年为1087年，故本句有误。本句下注谓"欧阳文忠公"作"文潞公"，或是。文潞公，文彦博，封潞国公，卒于元祐五年，于时相合。

苏沈内翰良方卷第五

与翟东玉求地黄

马，火也。故将火而梦马。火就燥，燥而不已则穷，故膏油所以为无穷也。药之膏油者，莫如地黄，啖老马，复为驹。乐天诗云："与君啖老马，可使照地光①。"今人不复能知此法。吾晚学道，血气衰耗，如老马矣。欲多食生地黄，而不可常致。近见人言，循州兴宁令欧阳叔向，于县圃中多种此药，意欲作书干②之而未敢。君与叔向故人，可为致此意否？此药以二八月采者良，如许，以此时寄惠为幸，欲烹以为煎也。

【点评】此为苏轼自惠州写给翟东玉之手札，请其向循州兴宁欧阳叔向求取地黄而食也。

苏合香丸

治肺痿客忤，鬼气传尸③，伏连殗殜④等疾，卒得心痛，霍乱吐

---

① 与君……地光：出白居易《采地黄者》诗。原诗作"与君啖肥马，可使照地光"。

② 干：求取，干求。《尔雅·释言》："干，求也"。

③ 传尸：谓其病传染而致死。《外台秘要》卷十三："大都此病相克而生，先内传毒气，周遍五脏，渐就羸瘦，以至于死。死讫复易家亲一人，故曰传尸。"

④ 殗殜：传尸病初起时名。《外台秘要》卷十三："传尸，亦名转注。以其初得半卧半起，号为殗殜。"

利，时气诸疟，瘀血，月闭，痃癖，丁肿，惊痫，邪气狐媚，瘴疟等疾。

苏合香　白术　朱砂　沉香　诃子肉　丁香　木香　香附子　白檀香　乌犀屑　乳香　荜茇　安息香各一两　麝香　龙脑各半两

上为末，炼蜜丸，如鸡头实大。每服一丸，温酒嚼下，人参汤亦得。此方人家皆有，恐未知其神验耳。本出《广济方》，谓之白术丸，后人编入《外台》《千金》等方云①。真宗②朝，尝出苏合香酒赐近臣，又赐苏合香丸，自此方盛行于世。此药大能安气血，却外邪。凡疾自内作，不晓其名者，服此往往得效。唯治气疰，气厥，气逆，气不和，吐利，荣卫阻塞，尤有神功。

予所亲见者，尝有淮南监司官谢执方，因呕血甚久，遂奄奄而绝，羸败已甚，手足都冷，鼻息皆绝，计无所出。唯研苏合香丸灌之，尽半两，遂苏。

又予所乘船有一船工之子病伤寒，日久而死。但心窝尚暖，不忍不与药弃而不救。试与苏合香丸，灌之四丸乃醒，遂瘥。

予友人为两浙提点刑狱，尝病大泻，目视天地皆转，神思不理，诸药不效。服苏合香至两丸许，顿觉轻爽，腹泻亦止。

予目睹救人于将绝者，不可胜计。人家不可无此药以备急难，瘟疫时尤宜服之，辟疫尤验。仓卒求人参不得，只白汤亦佳。勿用酒，古方虽云用酒下，酒下多不效，切宜记之。

东阳刘使君，少时尝病瘵，日渐羸削，至于骨立、肌热、盗汗，劳③状皆具，人有劝服此药，凡服八九两，所苦都瘥。一方有牛黄半

---

① 《外台》《千金》等方云：《笔谈》同此。但《千金方》中未收此方，且《广济方》成书晚于《千金方》。《外台》此方节度语中有"千金不传"之说，或为此语误为《外台》《千金》等方云"。

② 真宗：指宋真宗赵恒（968—1022）。997年即位，在位25年。

③ 劳：同"痨"。痨瘵之疾。

两，古方本无，乃后人加之。

【点评】苏合香丸亦本书中所载之传世屡用效方之一，而人参或白汤下、勿用酒却是沈括个人经验。

明月丹

治诸劳①。

兔屎四十九枚　　碙砂如兔屎相类大者，四十九枚

上用生蜜丸，以生甘草半两，碎，浸一夜，取汁，五更初下七丸，勿令病人知之。药下后频看，若有虫，急打杀，以桑火油煎使焦，弃恶水②中。三日不下，更服。须月三日以后、望前③服之，忌见丧服、色衣、妇人、猫、犬之类。后服治劳补气药，取瘥。

威愍孙元规藏此方，数能活人。江阴万融病劳，四体如焚，垂困。一夜梦神腹拥一月，大如盘，明烂④不可正视，逼人心骨皆寒，已而悸寤⑤。俄有人扣关⑥，乃威愍使人遗之药，服之遂瘥。问其名，则明月丹也。始悟向之所梦。

大抵此药最治热劳，又云伤寒烦躁骨热皆治疗。

---

①　治诸劳：原在方名前作"诸劳"，原目录则作"治劳"。现合二者为本方主治。劳，殿本、阁本作"痨"。

②　恶水：疑当作"垩水"，石灰水一类涂墙用品。

③　望前：望日之前。农历每月十五日为望日。

④　明烂：特别明亮。

⑤　悸寤：惊醒。

⑥　扣关：同"叩关"，敲门。

火角法

治久嗽，冷痰咳嗽，及多年劳嗽，服药无效者。

雄黄_{通明不夹石者}，一两　雌黄_{不夹石者半两，二味同研极细末}　蜡_{二两。案：}馆本"三两"

上先熔蜡令汁，下药末搅匀，候凝，刮下，用纸三五段，每段阔五寸、长一尺。熔药蜡，涂其一面令厚，以竹箭卷成筒子，令有药在里，斡[1]令相着，乃拔去箭。临卧，熨斗内盛火，燃筒子一头，令有烟。乃就筒子长引气，吸取烟，陈米饮送下，又吸，每三吸为一节。当大咳，咯出冷涎，即以衣覆卧，良久汗出。若病三五年者，二三节即瘥。十年以上，瘦[2]甚，咳声不绝，胸中常有冷痰，服药寒温补泻俱无效者，日一为之，不过五七日良愈。

先君户部，病痰嗽，胸中常如冰雪，三年而伯父继感嗽，又六年，羸瘵殆困，百方治之，皆莫愈。用此二三为之，皆瘥。

九宝散

治积年肺气。

大腹_{并皮}　肉桂　甘草_炙　干紫苏　杏仁_{去皮、尖}　桑根白皮_{各一两}
麻黄_{去根}　陈橘皮_炒　干薄荷_{各三两。馆本"各二两"}

---

①　斡（wò握）：转动。斡，原作"幹"，文化本、《圣济》卷六十五作"斡"，据改。
②　瘦：六醴斋本作"嗽"。

上捣为粗末，每服十钱匕，用水一大盏，童子小便半盏，乌梅二个，姜钱五片，同煎至一中盏，滤去滓，食后、临卧服。

两浙张大夫，病喘二十年。每至秋冬辄剧，不可坐卧，百方不瘥。后得临平僧法本方，服之遂瘥。

法本凡病喘三十年，服此药半年，乃绝根本，永不复发。

凡服此药，须久乃效。

【点评】清·李文庭《医法征验录》有用"苏沉九宝汤"者，古"沈"同"沉"，但作姓氏时当为"沈"。因此方中无沉香而有陈皮，又讹作"苏陈九宝汤"，此二方实即为本方。

何首乌散

出《灵苑》

治脚气流疰，头目昏重，肢节痛，手足冷，重热拘挛，浮肿麻痹，目生黑花。

何首乌水浸一日，切，厚半寸，黑豆，水拌匀令湿，何首乌重重相间，蒸豆烂，去豆阴干　仙灵脾叶　牛膝以上各酒浸一宿　乌头水浸七日，入盐二两半，炒黄色。各半斤

上每服二钱，酒下或粥饮调下，日三服，空心，食前。久患者半月效。

先君同官王绰礼部，有女子病足，挛痛二岁，得此半月愈。

予老姨，亦病手足骨髓中痛不能堪，久治不瘥，亦得此愈。

治消渴方①

　　眉山有杨颖臣者，长七尺，健饮啖，倜傥人也。忽得消渴疾，日饮水数斗，食倍常而数溺。服消渴药逾年，疾日甚。自度必死，治棺衾，嘱其子于人。蜀有良医张元隐之子，不记其名，为诊脉，笑曰："君几误死矣！"取麝香当门子，以酒濡之，作十许丸。取枳枸子为汤饮之，遂愈。问其故，张生言，消渴消中，皆脾衰而肾惫。土不能胜水，肾液不上溯，乃成此疾。今诊颖臣脾脉极热，而肾不衰。当由果实、酒过度，虚热在脾，故饮食兼人而多饮水。水既多，不得不多溺也，非消渴也。麝香能败酒，瓜果近辄不实，而枳枸子亦能胜酒。屋外有此木，屋中酿酒不熟，以其木为屋，其下亦不可酿酒，故以此二物为药，以去酒果之毒也。

　　宋玉云："枳枸来巢②。"枳音俱里切馆本"句里切"，枸音矩。以其实如鸟乳，故能来巢。今俗讹谓之"鸡距子"，亦谓之"癫汉指头"，盖取其似也。嚼之如乳，小儿喜食之。案："张元隐"《苏集》作"张立德"。

经效阿胶丸

　　治嗽，并嗽血唾血。案：馆本无鸡苏、人参、麦门冬、防风四味。

阿胶剉碎，微炒　卷柏去尘土　干山药　生干地黄熟者不用　鸡苏　大

---

　　①　治消渴方：《全集》卷七十三题作"枳枸汤"。正文云"非消渴"，则《全集》义长。
　　②　枳枸来巢：语本宋玉《风赋》："枳枸来巢"。"枳"为树名，"句"同"勾"，言其树多钩。苏氏录作"枸"，盖因前字同化。但注音"矩"，则枳树混为枳椇树。

蓟_{独根者最佳，日影干}　五味子_{净，各一两}　柏子仁_{别研}　茯苓　人参　百部　远志_{去心}　麦门冬　防风_{以上各半两，净。}

上十四味，并择好药材。依方修制，捣罗为末，炼蜜丸如弹子大。不拘时候，浓煎小麦并麦门冬汤，嚼下半丸，加至一丸。若觉气虚、空心，不用服。

灸咳逆法

予族中有病霍乱吐痢垂困，忽发咳逆，半日之间，遂至危殆。有一客云："有灸咳逆法。凡伤寒及久疾得咳逆，皆为恶候。投药皆不效者，灸之必愈。"予遂令灸之。火至肌，咳逆已定。

元丰间，予为鄜延经略使。有幕官张平序，病伤寒已困。一日官属会饮，通判延州陈平裕忽言："张平序已属纩①，求往见之。"予问何遽至此，云："咳逆甚，气已不属②。"予忽记灸法，试令灸之。未食顷，平裕复来，喜笑曰："一灸遂瘥。"

其法：乳下一指许，正与乳相直，骨间陷中，妇人即屈乳头度之。乳头齐处是穴。艾炷如小豆许，灸三壮。男灸左，女灸右，只一处，火到肌即瘥，若不瘥则多不救矣。

羌活散

_{出《灵苑》。馆案云：《三因方》有丁香一两}

止咳逆。

---

① 属纩(zhǔ kuàng 嘱矿)：病人临终，用新纩（丝絮）放在其口鼻上，试看其是否还在呼吸。此用为"临终"的代称。

② 属：延续，连续。

羌活　附子炮　茴香微炒，各半两　木香　干姜去土，炮，各枣许①。案：馆本"各一两"

上每服二钱，水一盏，盐一捻，同煎一二十沸。带热服，一服止。

【点评】此方功能写明为"止咳逆"，却主用胃经的温里之药。考该方在存世医书中最早见例可能是《妇人大全良方》卷二十二《产后咳噫方论第六》，所引该方方名、主治、用药同《苏沈良方》，且方名下注明："出《灵苑方》。"而明代方书《证治准绳·类方》第三册从"妇人良方"所引该方，列于"呃逆"门，该方主治则注明为"治呃逆"。此外，该方还见于《三因方》卷十一，列属《哕逆论证》条下。该篇小序云："哕者，咳逆也，古方谓之哕。凡吐利后多作哕。大率胃实即噫，胃虚则哕，此由胃中虚，膈上热，每一哕至八九声相连，收气不回，至于惊人者。"其下"哕治法"条文首列"橘皮竹茹汤"，其次即为"羌活散"，《三因方》该方多"丁香"一味。此药之添加或出后人之手，但亦进一步说明其主治当为胃经之"哕"即呃逆，亦即今人所称之"打膈"。宋人"噫逆"异写成"咳逆"，此为胃经之"咳逆"，噫气呃逆之证，与肺经上气咳嗽之"咳逆"字同而义异。由《妇人大全良方》对该方的引用和归类以及其他医书的归类可以推论，该方在沈括佚书《灵苑方》中所属类别还是正确的。宋时大多医家对此也还有正确认识。但后人编辑《苏沈良方》时，估计是因为不明"咳逆"有此异义，故而误将肺经、胃经的"咳逆"混同在一起(同理，上条"灸咳逆"所治亦是呃逆而非咳嗽)。今人应用时当予区别。

---

① 各枣许：《圣济》卷六十六作"各一钱"。

治肺喘

蒲颓叶_{微似海棠叶，尤柔厚，背白似熟羊皮。经冬不凋，花正如丁香，蒂极细如丝}倒悬之，风吹则摇摇然。冬末生花，至春乃敷①。实一如山茱萸，味酸可啖。与麦齐熟，其木甚大。吴人名半含②，江南名棠，京师名曰纸钱棠球，襄汉名黄婆奶。

上一物为末，每服二钱，水煎，或温水调下，发时服。有人患喘三十年者，服之皆愈。疾甚者，服后胸上生小癮疹痒者，其疾即瘥。一方用人参等分服。

朱砂膏

镇志安神，解热，及损嗽血等疾。

朱砂_{一两，别研细}　金末_{一分，用箔子研}　牛黄　麝香　生脑子　硼砂_{各半两}　生犀　玳瑁　真珠③_{末各一两，蚌末不可用}　琥珀_{别研}　羚羊角_{各半两}　苏合香_{用油和药亦可}　铁液粉_{各一分。案：馆本作"铁艳粉"，又云"各一两"}　安息香_{半两，酒蒸，去沙石，别研入药}　新罗人参_{一两}　远志_{去心}　茯苓_{各半两}　甘草_{一两，微炙。参以下四味同捣}

上都为细末，拌和，炼蜜，破苏合油。剂诸药为小锭子，更以金箔裹之，瓷器内密封。每用一皂子大，食后含化。卫尉叶④丞得效。

---

① 敷：开花。
② 半含：嘉靖本作"半含春"。
③ 真珠：即"珍珠"。
④ 叶：文化本作"业"。

并阿胶丸相杂服，此治血安神，更胜至宝丹。

蕊珠丹

镇心空膈，去八邪气，及妇人血攻寒热等疾，但惊忧成疾皆主之。

辰砂一两一分，凤尾草一握，水研汁，煮砂一食久，水洗，干研　桃仁四十九枚，生　附子一分半，纸裹煨　安息香一分蜜，一分酒，少许煮煎成膏　麝香二钱　阿魏薄切，微焙　木香各半两　牛黄一分

上丸如豆大，五丸①至十丸。妇人桃心馆本"桃仁"，下同醋汤下，丈夫桃心盐汤下。

侍郎郎简之妻，因悲忧，病腹中有两块皆如拳。每相冲击则闷绝，坚不可破。卧岁余，服此药，两块皆失所在。

至宝丹

出《灵苑》。本池州医郑感庆历中为予处此方，以其屡效，遂编入《灵苑》。

生乌犀　生玳瑁　琥珀　朱砂　雄黄各一两　牛黄　龙脑　麝香各一分　安息香一两半，酒浸，重汤煮令化，滤去滓，约取一两，净　金箔五十片②

上丸如皂角子大，人参汤下一丸，小儿量减。旧说主疾甚多，大体专疗心热血凝，心胆虚弱，喜惊多涎，眠中惊魇，小儿惊热，

① 丸：原作"匕"，据六醴斋本改。嘉靖本作"七"。
② 金箔五十片：《局方》作"金银箔各五十片"。

女子忧劳，血滞血厥，产后心虚、怔忪尤效。血病，生姜、小便化下。

【点评】至宝丹素来被誉为中医的"急救三宝"之一，有通络开窍、镇心安神的功效，一直被认为是出自《太平惠民和剂局方》，因此也被称作"局方至宝丹"。然而由本书可知，至宝丹最早是由池州医生郑感为沈括开的药方，沈括曾将它编入《灵苑方》中，后来编撰《良方》之时又再次收录。因"庆历"乃宋仁宗赵祯的年号，约为公元1041—1048年，而《灵苑方》在《良方》之前已经成书，由此可知此方在沈括书中的记载远在《局方》初刊（1078—1085）之前。

四神散 出《灵苑》

治血气心腹痛。

当归　芍药　川芎各一两　干姜半两，炮

上每服二钱，暖酒调下。予每作以疗妇人气痛，常以一服瘥。

半夏汤 案：馆本作"千缗汤"

治急下涎。

齐州半夏七枚，炮裂，四破之　皂角去皮，炙，一寸半　甘草一寸　生姜两指大

上同以水一碗，煮去半，顿服。

沈兴宗待制，常病痰喘，不能卧，人扶而坐数日矣。客有见之者曰："我曾如此，得药一服瘥。我以千缗酬之，谓之千缗汤。可试为之。"兴宗得汤，一啜而愈。

白雪丸

治痰壅胸膈，嘈逆，及头目昏眩，困倦，头目案：馆本无"头目"二字胀痛。

天南星炮　乌头炮，去皮　白附子生　半夏洗，各一两。案：馆本云"各二两"　滑石研　石膏研　龙脑研　麝香研，各一分

上稀面糊为丸，极稀为妙，如绿豆大。每服三十丸，姜腊茶或薄荷茶下。

予每遇头目眩困，精神懵冒，胸中痰逆，愦愦如中酒，则服此药。良久间，如搴去重装，豁然清爽，顿觉夷畅①。食后服为佳。

【点评】本方本脱胎于"青州白丸子"。原方有温燥之弊，清·喻嘉言曾言"此方治风痰之上药，然虽经制炼，温性犹存，热痰迷窍，非所宜施"。沈括加入石膏、滑石、龙脑等寒凉清热之物，改良之后用于痰壅胸膈之证，药性较平。这是其处方辨证不拘泥成方、验方，而灵活运用药物治疗疾病的表现。

---

① 夷畅：平和畅达。

龙胆丸

解暴热，化痰^①<small>馆本作"涎"</small>凉膈，清头目。

草龙胆　白矾<small>煅。四两。案：馆本云"烧沸定，各四两"</small>　天南星　半夏<small>各二两半，水浸，切作片，用浆水、雪水各半，同煮三五沸，焙干。取各秤二两</small>^②

上为末，面糊为丸，梧桐子大。每服三十丸，腊茶清下。食后、临卧服。面糊须极稀，如浓浆可也。一应^③痰壅膈热，头目昏重，服之顿清。岭南瘴毒，才觉意思昏闷，速服便解。咽喉肿痛，口舌生疮，凡上壅热涎诸证，悉可服。小儿尤良。

---

① 痰：殿本、阁本作"涎"，与下文合。义长。
② 取各秤二两：原脱，据殿本、阁本补。
③ 一应：各种，一切。"一"字原脱，据文义补。

苏沈内翰良方卷第六

问养生

余问养生于吴子。得二言焉：曰和，曰安。

何谓和？曰：子不见天地之为寒暑乎？寒暑之极，至为折胶流金，而物不以为病，其变者微也。寒暑之变，昼与日俱逝，夜与月并驰。俯仰之间，屡变而人不知者，微之至，和之极也。使此二极者，相寻而狎①至，则人之死久矣。

何谓安？曰：吾尝自牢山浮海达于淮，遇大风焉，舟中之人，如附于桔槔②而与之上下，如蹈车轮而行，反逆眩乱不可止。而吾饮食起居如他日，吾非有异术也，惟莫与之争，而听其所为。顾凡病我者，举非物也。食中有蛆，人之见者必呕也，其不见而食者，未尝呕也。请察其所从生。论八珍者必咽，言粪秽者必唾，二者未尝与我接也。唾与咽何从生哉？果生于我乎？知其生于我也。则虽与之接而不变，安之至也。安则物之感我者轻，和则我之应物者顺。外轻内顺，而生理备矣。

吴子，古之静者也，其观于物也，审矣。是以私识其言，而时省观焉。

---

① 狎：拥聚。

② 桔槔（jié gāo 洁高）：古代以杠杆原理制成的从深井中取水的装置。取水时上下移动。

论修养寄子由①

任性逍遥，随缘放旷。但尽凡心，别无胜解。以我观之，凡心尽处，胜解卓然。但此胜解，不属有无，不通言语②，故祖师教人到此便住。如眼翳尽，眼自有明，医师只有除翳药，何曾有求明药？明若可求，即还是翳，固不可翳中求明，即不可言翳外无明。夫世之昧者，便将颓然无知认作佛地。若此是佛，猫儿狗儿得饱熟睡，腹摇鼻息，与土木同，当恁么时，可谓无一毫思念，岂谓猫儿狗儿已入佛地？故凡学者，当观妄除爱，自粗及细，念念不忘，会作一日得无所除③。弟所教我者，是如此否？因见二偈警策，孔君④不觉耸然，更以问之。书至此，墙外有悍妇与夫相殴骂。声飞灰火，如猪嘶狗嗥。因念他一点圆明，正在猪嘶狗嗥里面。譬如江河鉴物之性，长在飞砂走石之中。寻常静中推求，常患不见，今日闹里捉得些子，如何？元丰六年三月二十五日夜，已封书讫，复以此寄子由⑤。

养生说

已饥先⑥食，未饱先止。散步逍遥，务令腹空。每腹空时，即便

---

① 《外集》卷四十四题为"书子由答孔平仲二偈后"。
② 语：原作"话"，据《志林》《全集》卷六十改。
③ 无所除：《志林》作"无所住"，为佛教用语，义胜。
④ 孔君：即孔平仲。
⑤ 三月……子由：原脱，据《全集》卷六十补。
⑥ 先：《东坡志林》作"方"，义长。

入定，不拘昼夜，坐卧自便，惟在摄身，使如木偶。常自念言："我今此身，若少动摇，如毛发许，便堕地狱。如商君①法，如孙武②令。事在必行，有死无犯。"又用佛语及老君语，视鼻端白，数出入息，绵绵若存，用之不勤，数至数百，此心寂然，此身兀然，与虚空等，不烦禁制，自然不动。数至数千，或不能数。则有一法，其名曰"随"：与息俱出，复与俱入，随之不已，一息自住，不出不入。或觉此息，从毛窍中八万四千③云蒸雾散，无始已来，诸病自除，诸障④自灭，自然明悟。譬如盲人，忽然有眼，此时何用求人指路？是故老人言尽如此。

续养生论

郑子产⑤曰：火，烈者，人望而畏之；水，弱者，人狎而玩之。翼奉⑥论六情十二律，其论水火也，曰：北方之情好也，好行贪狼；南方之情恶也，恶行廉正。廉正故为君子，贪狼故为小人。予参二人

① 商君：商鞅（约公元前 395 年—公元前 338 年），姬姓，卫氏。又称卫鞅、公孙鞅。战国时期政治家、思想家，先秦法家代表人物。商鞅在秦执政约 20 年，秦国大治，史称"商鞅变法"，为后来秦国统一六国奠定了基础。

② 孙武（约公元前 545 年—公元前 470 年）：字长卿，春秋时期著名的军事家、政治家，尊称兵圣。曾率领吴国军队大败楚国军队。所著《孙子兵法》13 篇，被誉为"兵学圣典"，置于《武经七书》之首。

③ 八万四千：本为佛教表示事物众多的数字，后用以形容极多。

④ 障：佛教用语。即指烦恼。烦恼能障碍圣道，故曰"障"。

⑤ 郑子产：名侨（？—公元前 522 年），字子产，又字子美，郑国贵族，为郑穆公之孙，故又称为公孙侨、郑子产。公元前 554 年被立为卿，执掌郑国国政多年，是当时最负盛名的政治家。以下引文本《左传·昭公二十年》，原文为："夫火烈，民望而畏之，故鲜死焉。水懦弱，民狎而玩之，则多死焉。"

⑥ 翼奉：字少君，西汉经学家。《齐诗》翼氏学派鼻祖。东海下邳（今江苏邳州）人。元帝初待诏宦者署，后任中郎博士谏大夫。好律历占卜之学。以下引文，本《汉书·翼奉传》。

之学，而为之说，曰：火烈而水弱，烈生正，弱生邪。火为心，水为肾。故五脏之性，心正而肾邪。肾无不邪者，虽上智之肾亦邪，然上智常不淫者，心之官正而肾听命也。心无不正者，虽下愚之心亦正。然下愚常淫者，心不官而肾为政也。知此，则知铅汞龙虎之说矣。

何谓铅？凡气之谓铅。或趋或蹶，或呼或吸，或执或击，凡动物①者皆铅也②。肺实出纳之，肺为金，为白虎，故曰铅，又曰虎。何为汞？凡水皆为汞，唾涕脓血，精汗便利，凡湿者皆汞也。肝实宿藏之，肝为木，为青龙，故曰汞，又曰龙。

古之真人论内丹曰：五行颠倒术，龙从火内出；五行不顺行，虎向水中生。世未有知其说者也。方五行之顺行也，则龙出于水，虎出于火，皆死之道也。心不官而肾为政，声色外诱，淫邪内发，壬癸之英，下流为人，或为腐坏，是汞龙之出于水者③也。

喜怒哀乐皆出于心者也，喜则攫拿④随之，怒则殴击随之，哀则擗踊⑤随之，乐则抃舞⑥随之。心动于内，而气应于外，是铅虎之出于火者也。汞龙之出于水，铅虎⑦之出于火，有能出于火，有能出于水⑧而复返者乎？故曰皆死之道也。

真人教之以逆行，龙从火出，虎从水生也。其说若何？孔子曰：思无邪。凡有思，皆邪也；而无思，则土木也。孰能使有思而非邪，

---

① 物：《全集》卷六十四无"物"字，义长。
② 也：原脱，下文"皆汞也"与之对文，据《全集》卷六十四补。
③ 者：原脱，下文"铅虎之出于火者"与之对文，据《全集》卷六十四补。
④ 攫拿：当作"攫拏"，张牙舞爪、张扬貌。
⑤ 擗踊：捶胸顿足。
⑥ 抃（biàn卞）舞：因欢欣而鼓掌舞蹈。
⑦ 虎：原作"火"，据嘉靖本改。
⑧ 有能出于火，有能出于水：《全集》卷六十四作"有能出"三字，连属下文。

无思而非土木乎？盖必有无思之思焉。夫无思之思，端正庄栗①，如临君师，未尝一念放逸。然卒无所思，如龟毛兔角，非作故无，本性无，故是谓之戒。戒生定，定则出入息自住；出入息住，则心火不复炎上②。火③在易④为离。离，丽⑤也。必有所丽，未尝独立，而水⑥，其妃⑦也。既不炎上，则从其妃矣。水火合，则壬癸之英，上流于脑，而溢于玄膺⑧。若鼻液而不咸，非肾出故也，此汞龙之自火出者也。长生之药，内丹之萌，无过此者矣。

　　阴阳之始交，天一为水，凡人之始造形皆水也，故五行一曰水。从⑨暖气而后生，故二曰火。生而后有骨，故三曰木。骨生而日坚，凡物之坚壮者，皆金气也，故四曰金。骨坚而后生肉焉，土为肉，故五曰土。人之在母也，母呼亦呼，母吸亦吸，口鼻皆闭，而以脐达，故脐者，生之根也。汞龙之出于火，流于脑，溢于玄膺，必归于根，心火不炎上，必从其妃，是火常在根也。故壬癸之英，得火而日坚，达于四肢，浃于肌肤而日壮，究其极，则金刚之体也，此铅虎之自水出者也。龙虎生而内丹成矣。故曰：顺行则为人，逆行⑩则为道⑪。道则未⑫也，亦可为长生不死之术矣。

---

① 庄栗：庄重，庄严。
② 上：原脱，据《全集》卷六十四补。
③ 火：原脱，据《全集》卷六十四补。
④ 易：《易经》。
⑤ 丽：附丽，附着。
⑥ 水：原作"汞"，据文化本、《全集》卷六十四改。
⑦ 妃：通"配"。配对。
⑧ 玄膺：原作"元英"，据《全集》卷六十四改。"玄膺"为道教术语，指咽头和喉头的中央部位。下节中同改。
⑨ 从：《全集》卷六十四作"得"，义长。
⑩ 逆行：此谓前"真人教之以逆行"之法也。
⑪ 道：神仙。
⑫ 未：不，未必。

书养生论后

东坡居士，桑榆之末景，忧患之余生，而后学道。虽为达者所笑，然犹贤乎已也。以嵇叔夜①《养生论》颇中予病，故手写数本，其一以赠罗浮郑师②。

养生偈

闲邪存诚③，炼气养精。一存一明，一炼一清。清明乃极，丹元④乃生。坎离⑤乃交，梨枣⑥乃成。中夜危坐，服此四药。一药一至，到极则处，几费千息。闲之廓然，存之卓然，养之郁然，炼之赫然。守之以一，成之以久。功在一日，何迟之有？《易》曰：闲邪存其诚，详味此字，知邪中有诚，无非邪者，闲亦邪也。至于无所闲，乃见其诚者，幻灭灭故，非幻不灭。

---

① 嵇叔夜：嵇康（224—263，一作223—262），字叔夜。三国曹魏时著名思想家、音乐家、文学家。为"竹林七贤"的精神领袖，注重养生，所著《养生论》，为古代养生著名论述。
② 郑师：《全集》卷六十六作"邓道师"。
③ 闲邪存诚：语出《周易·乾·文言》。孔颖达疏："闲邪存其诚者，言防闲邪恶，当自存其诚实也。"
④ 丹元：道教术语，指心神。
⑤ 坎离：本为《周易》二卦，道教丹家以借指汞、铅，内丹家以人体内之阳气、阴精为汞、铅或坎、离。
⑥ 梨枣：陶弘景《真诰·运象二》所称之交梨火枣，道教谓之仙果。

寄子由三法①

吴子野云：芡实，盖温平耳。本不能大益人，然俗谓水硫黄，何也？人之食芡也，必枚啮而细嚼之，未有多嚼而亟咽者也。舌颊唇齿，终日嗫嚅。而芡无五味，腴而不腻，足以致玉池②之水。故食芡者，能使人华液流通，转相挹注，积其力，虽过乳石可也。以此知人，能澹③食而徐饱者，当有大益。吾在黄冈山中，见牧羊者，必驱之瘠土，云："草短而有味，羊得细嚼，则肥而无疾。"羊犹尔，况人乎？食芡法。

养生之方，以胎息为本，此固不刊④之语，更无可议。但以气若不闭，任其出入，则渺绵混溔，无卓然近效。待其兀然自住，恐终无此期。若闭而留之，不过三五十息，奔突而出。虽有微暖养下丹田，此一溉于汤⑤，决非度世之术。近日深思，似有所得。盖因看《孙真人养生门》中《调气第五》篇，反复寻究，恐是如此。其略曰：和，神⑥气之道，当得密室，闭户安床暖席，枕高二寸半，正身偃卧，瞑目，闭气于胸膈间，以鸿毛着鼻上而不动。经三百息，耳无所闻，目无所见，心无所思，则寒暑不能侵，蜂虿不能毒。寿三百六十岁，此邻于真人也。此一段要诀，弟且静心细意，字字研究看。既云闭气于胸膈中，令鼻端鸿毛不动，则初机之人，安能持三百息之久哉？恐是

---

① 寄子由三法：嘉靖本题为"养生说"。
② 玉池：口。
③ 澹：通"淡"。
④ 不刊：不可改易。
⑤ 一溉于汤：喻少量补益没有多少效果。汤，商汤之世，相传商朝曾有七年大旱。
⑥ 神：此后《备急千金要方》卷二十七有"导"字，《全集》卷七十三有"养"字。

元①不闭鼻中气，只以意坚守此气于胸膈中，令出入息似动不动，氤氲缥缈，如香炉盖上烟，汤瓶嘴中气。自在出入，无呼吸之者，则鸿毛可以不动。若心不起念，虽过三百息可也。仍须一切依此本诀，卧而为之。仍须直以鸿毛粘着鼻端，以意守气于胸中，遇欲吸时不免微吸。及其呼时，虽不得呼，但任其氤氲缥缈，微微自出尽，气平则又微吸。如此出入原不断，而鸿毛自不动，动亦极微。觉其微动，则又加意制勒之，以不动为度。虽云制勒，然终不闭。至数百息，出者少，不出者多，则内守充盛，血脉通流，上下相灌输，而生理备矣。兄悟此原意，甚以为奇。恐是夜夜烧香，神启其心，自悟自证。适值痔疾及热甚，未能力行，亦时时小试，觉其理不谬。更候疾平天凉，稍稍②置力，续见效当报。弟不可谓出意杜撰而轻之也。胎息法。

《抱朴子》云：古人藏丹砂井中而饮者，犹获上寿③。今但悬望大丹，丹既不可望，又欲学烧，而药物火候，皆未必真。纵使烧成，又畏火毒而未能④服。何不趁此且服生丹砂？意谓煮过百日者，力亦不慢。草药是覆盆子，亦神仙所饵。百日熬炼，草石之气亦相乳入。每日五更，以井花水服三丸。服竟，以意送至下丹田，心火温养。久之，意谓必有丝毫留者。积三百余服，恐必有刀圭留丹田。致一之道，初若眇昧，久乃有不可量者。兄老大⑤别无见解，直欲以拙守而致神仙。此大可笑，亦可取也。藏丹砂法。

吾虽了了见此理，而资躁褊⑥，害之者众⑦，恐未便成。子由端

---

① 元："原"本字。原本，原来。以下径改作"原"。

② 稍稍：渐渐。

③ 古人……上寿：《抱朴子·金丹》《抱朴子·仙药》两篇有三处相关描述，皆谓丹砂沉井而饮井水者长寿。

④ 未能：《全集》卷七十三作"不敢"。

⑤ 兄老大：嘉靖本作"况老夫"。皆为苏轼自称。

⑥ 躁褊：急躁狭隘。

⑦ 害之者众：谓影响养生的因素多。

静淳淑，使少加意，当先我得道，得道之日，必却度我。故书此纸，为异日信非虚语也。绍圣二年八月二十七日，居士记。

上张安道养生诀

某近年颇留意养生，读书、延问方士多矣。其法百数，择其简易行者，间或为之，辄有奇验。今此闲放，益究其妙，乃知神仙长生非虚语尔。其效初不甚觉，但累积百余日，功用不可量。比之服药，其力百倍。久欲献之左右，其妙处，非言语文字所能形容，然亦可道其大略。若信而行之，必有大益。其诀具下。

每夜以子时后，三更三四点至五更以来皆可。披衣起，只床上拥被坐亦得。面东或南，盘足坐，扣①齿三十六通，握固，以两拇指捐第二②指手纹，或以四指都握③拇指，两手拄腰腹间。闭息，闭息最是道家要妙，先须闭目静虑，扫灭妄想，使心源湛然，诸念不起，自觉出入息调匀微细，即闭口并鼻不令④气出也。内视五脏，肺白、肝青、脾黄、心赤、肾黑；当更求五脏图、烟萝子⑤之类，常挂壁上，使心熟识五脏六腑之形状。次想心为炎火，光明洞彻，入下丹田中，丹田在脐下。待腹满气极，则徐出气，不得令耳闻声。候出息匀调，即以舌搅唇齿内外，漱炼津液，若有鼻涕，亦须漱炼，不嫌其咸。漱炼良久，自然甘美此是真气。未得咽下，复作前法，闭息内观，纳心丹田，调息漱津，皆依前法。如此者三，津液满口，即低头咽下。以气送下丹田中，须用意精猛，令

---

① 扣：同"叩"。
② 二：《全集》卷七十三作"三"。
③ 或以四指都握：《全集》卷七十三作"或以第四指指握"。
④ 令：原作"合"，据文义改。
⑤ 烟萝子：原误作"烟罗子"，据文义改。烟萝子，相传为古代修仙得道者。

津与气谷谷然有声，径入丹田。又依前法为之，凡九闭息，三咽津而止。然后以左右手熟摩两脚心，此涌泉穴，上彻顶门，气诀之妙。及脐下、腰脊间，皆令热彻。徐徐摩之，微汗出不妨，不可喘促。次以两手，摩熨眼、面、耳、项①，皆令极热。仍按捏鼻梁左右五七下，梳头百余梳，散发卧，熟寝至明。

上其法至简易，惟在常久不废，即有深功。且试行一二十日，精神自已不同，觉脐下实热，腰脚轻快，面目有光，久久不已，去仙不远。但当常习闭息，使渐能持久，以脉候之，五至为一息。某近来闭得渐久，每一闭，百二十至而开，盖已闭得二十余息也。又不可强闭多时，使气错乱，或奔突而出，反为害也。慎之！慎之！又须常节晚食，令腹中宽虚，气得回转。昼日无事，亦须时时闭目内观，漱炼津液咽之，摩熨耳目，以助真气。但清静专一，即易见功矣。神仙至术，有不可学者三：一躁急，二阴险，三贪欲。公②雅量清德，无此三疾，窃谓可学，故献其区区。若笃信力行，他日相见，复陈其妙者焉。方书口诀，多枝词③隐语，卒不见下手门路。今直指精要，可谓至言不烦，长生之根本也。幸深加宝秘，勿使浅妄者窥见，以泄至道也。

神仙补益

王倪丹砂，无所不主。尤补心，益精血，愈痰疾，壮筋骨，久服不死。王倪者，丞相遵十二代孙。文明九年，为沧州无棣令。有桑门④善相人，知其死期，无不验，见倪曰："公死明年正月乙卯。"倪

---

① 项：嘉靖本作"顶"。
② 公：指北宋中期重臣张方平，字安道，晚号乐全居士，谥文定公。本文所致之人。
③ 枝词：浮华的言辞。嘉靖本作"奇词"。
④ 桑门：同"沙门"，指僧人。

以为妄，囚之。复令^①验邑人，其言死者，数辈皆信。倪乃出桑门，礼谢之，日为死计。忽有人不言姓名，谓倪曰："知公忧死，我有药，可以不死。公能从我授乎？"倪再拜称幸。乃出炼丹砂法授之。倪饵之，过明年正月，乃复召桑门视之，桑门骇曰："公必遇神药，面有异色，且不死。"开元元年，倪妻之弟亦遇异人授以杏丹法，曰："吾闻王倪能炼丹砂，愿以此易之。"倪以杏丹赐其子弁，而倪与授杏丹者后皆仙去。刺史李休光表闻，赐其第为道观。开元十二年，上东封泰山，拜弁左散骑常侍，隐遁不知所终。此旧传也。

光明辰砂二十八两　甘草　远志去心秤　槟榔　诃黎勒皮各二大两，《圣济总录》云一两　紫肉桂八大两。桂，一半留蒸丹砂时拍碎用，覆藉^②

上甘草等四味，剉碎，以水二大斗。案：此下疑有脱字^③。用细布囊盛丹砂，悬于釜中，着水和药，炭火煮之。第一日兼夜用阴火，水纹动；第二日兼夜用阳火，鱼眼沸；第三日兼夜用木火，动花沫沸；第四日兼夜用火火，汩汩沸；第五日兼夜用土火，微微沸；第六日兼夜用金火，乍缓乍急沸；第七日兼夜用水火，缓调调沸。先期泥二釜，常暖水，用添煮药釜，水涸即添暖水，常令不减二斗。七日满，即出丹砂，于银合^④中蒸。其合中先布肉桂^⑤一两，拍碎，即匀布丹砂。又以余桂一两覆之，即下合置甑中。先布糯米厚三寸，乃置合。又以糯米拥盖上，亦令上米厚三寸许。桑薪火蒸之，每五日换米、换桂，其甑蔽^⑥可用完竹子^⑦为之。不尔，蒸久甑堕下釜中也。甑下侧开一

---

① 复令：殿本作"又使"。
② 覆藉：覆盖和垫底。
③ 以水……脱字：殿本作"以二大斗釜"。据后文，殿本义胜。
④ 合：同"盒"。炼丹术中指丹罐。
⑤ 肉桂：嘉靖本作"桂肉"。
⑥ 甑蔽：同"甑箅"。蒸笼中放置被蒸物的隔屉。
⑦ 完竹子：完整的小竹。"完"原作"莞"，无义，据殿本、阁本、《圣济》卷一百八十五改。

小孔子，常暖水，用小竹子注添釜中，勿令水减。第一五日兼夜用春火，如常炊饭；第二五日兼夜用夏火，猛于炊饭；第三五日兼夜用秋火，似炊饭，乍缓乍急；第四五日兼夜用冬火，火缓于炊饭。依五行相生，用文武火助之。药成，即出丹砂。以玉碓①力士钵中研之，当不②碜，如粉如面，即可服之。以榖子③煎丸，如梧桐子大。每日食上服一丸，每日三食服三丸。非顿服三丸，炼成丹砂二十两为一大剂，二年服尽，后每十年即炼服三两。仍取正月一日起，服三月使尽。既须每十年三两，不可旋合④，当宜预炼，取一剂藏贮，随时服之。其辰砂须是上等丹砂。

【点评】引用古籍古方时，本书有时将古剂量换算成当时的剂量，如卷三《解伤寒小柴胡汤》有"予以今秤量，改其分剂"之说，而此处则仍有"大两"之言，是唐时剂量有大、小制之遗风。《圣济总录》同方则不录"大"字，乃宋末已普遍用大制，不再缀录，但依然沿用旧剂量，未曾换算。

榖子煎法

取赤榖子，熟时绞汁，煎如稠饧，可用和丹砂。如无榖子，榖皮亦得。凡服丹砂，忌一切鱼肉、陈宿、生冷、蒜，尤忌生血物，及见血秽。

---

① 碓：义不安，当为"槌"字之讹。下同。
② 不：原作"下"，据文义改。
③ 榖(gǔ 谷)子：楮实的异名。"榖"原书形讹作"榖"，即"谷"，据文义改。《圣济》卷一百八十五所引本文"榖子"处即作"楮实"。下文榖子煎法标题与正文中原亦作"榖"，同此改。
④ 旋合：谓服用前临时制作。

江阴葛侍郎，中年病足，几废，久治不瘥，得此服遂愈，而轻健过于少时。年八十余，饮啖视听不衰。宝此方，未尝传人。

予治平中感足疾，万端求得之，然游宦竟今，未曾得为之。

又太医孙用和，亦尝得此方，仁宗时表献之，其大概虽相似，然甚粗略，非真方也。

【点评】榖，树名，即楮木、构木的别称。中药中的赤榖子、榖白皮等，并当作"榖"。但因形近关系，有些古医药书（包括本书底本）会讹写成"榖"，现代又常有人将"榖"认成"榖"，再简化为"谷"，于是，一种树皮就误会成了"谷"之皮。因为狭义的谷子（小米）是没有"皮"可采的，所以榖树白皮又被进一步解释成米皮糠，即稻糠。恰好，稻糠从现代药理研究看，其含有的维生素B1，可以有助于治疗因缺乏维生素而导致的脚气病，缓解其下肢疲软水肿等。这样，就演化成了古代中医发现米糠治疗脚气的传说。但究其源起，却是由于对一个字的误认。

书辟谷说①

洛下有洞穴，深不可测。有人堕其中不能出，饥甚，见龟蛇无数，每旦辄引首东望，吸初日光咽之。其人亦随所向，效之不已，遂不复饥，身轻力强。后卒②还家，不食，不知其所终。此晋武帝时事。

辟谷之法以百数，此为上，妙法止于此，能复③玉泉④，使铅汞

---

① 书辟谷说：《志林》题作"辟谷说"，《全集》卷七十三题作"学龟息法"。

② 卒：终于。

③ 复：《全集》卷七十三此后有一"服"字。

④ 玉泉：此当指口中津液。

具体，去仙不远矣。此法甚易知易行，天下莫不①能知，知者莫能行，何则？虚一而静者，世无有也。

元符二年，儋耳②米贵，吾乃有绝粮之忧。欲与过子共行此法，故书以授之。四月十九日记。

阳丹诀③

冬至后斋居，常吸鼻液，漱炼令甘，乃咽下丹田。以三十瓷器，皆有盖，溺其中已，随手盖之。书识④其上，自一至三十。置净室，选谨朴者守之。满三十日开视，其上当结细砂，如浮蚁状，或黄或赤。密绢帕滤，取新汲水，净淘澄无数，以秽气尽为度，净瓷瓶合贮之。夏至后，取细研枣肉，丸如梧桐子大。空心酒吞下，不限丸数，三五日后⑤取⑥尽。夏至后，仍依前法采之，却候冬至后服。此名阳丹阴炼。须清净绝欲，若不绝欲，真砂不结。

阴丹诀⑦

取首生男子之乳，父母皆无疾恙者，并养其子，善饮食之。日取

---

① 不：《志林》《全集》无此字，与下文相对，当从。
② 儋耳：即今海南儋县。1097 年，苏轼被贬官至此。
③ 阳丹诀：《全集》卷七十三题作"阳丹阴炼"。
④ 识：标记。
⑤ 后：《全集》卷七十三作"内"。
⑥ 取：《志林》《全集》卷七十三作"服"。
⑦ 阴丹诀：《全集》卷七十三题作"阴丹阳炼"。

其乳一升，只半升以来亦可。以朱砂银作鼎与匙，如无朱砂银，山泽银亦得。慢火熬炼，不住手搅，令如淡金色可丸，即丸如梧桐子大。空心酒吞下，亦不限丸数。此名阴丹阳炼。

世人亦知服秋石，然皆非清净所结。又此阳物也，须复经火，经火之余，皆其糟粕，与烧盐无异也。世人亦知服乳，乳，阴物，不经火炼，则冷滑而漏精气也。此阳丹阴炼、阴丹阳炼，盖道士灵智妙用，沉机捷法，非其人①不可轻泄，慎之！

秋石方

附：阴炼法、阳炼法

凡世之炼秋石者，但得火炼一法而已。此药须兼用阴阳二石，方为至药。今具二法于后。

凡火炼秋石，阳中之阴，故得火而凝，入水则释然消散，归于无体。盖质去但有味在，此离中之虚也。水炼秋石，阴中之阳，故得水而凝，遇暴润，千岁不变。味去而质留，此坎中之实。二物皆出于心肾二脏，而流于小肠，水火二脏，腾蛇元武正气。外假天地之水火，凝而为体。服之还补太阳、相火二脏。上为养命之本。具方如后：

阴炼法

小便三五石，夏月虽腐败亦堪用。分置大盆中，以新水一半以上相和，旋转搅数百匝，放令澄清。撇去清者留浊脚，又以新水同搅，水多为妙。又澄去清者，直候无臭气，澄下秋石如粉即止。暴干，刮下，如腻粉光白，粲然可爱，都无臭气为度。再研，取用产

---

① 其人：适当的传业之人。

男之乳，和如膏，烈日中暴干。如此九度，须拣好日色乃和，盖假①太阳真气也。第九度即丸之，如桐子大，曝干。每服三十丸，温酒吞下。

阳炼法

小便不计多少，大约两桶为一担。先以清水揉好皂角浓汁。以布绞去滓。每小便一担，入皂角汁一盏，用竹篦急搅，令转百千遭乃止。直候小便澄清，白浊者皆淀②底，乃徐徐撇去清者不用。只取浊脚，并作一满桶。又用竹篦子搅百余匝，更候澄清。又撇去清者不用，十数担，不过取得浓脚一二斗。其小便，须是先以布滤过，勿令有滓。取得浓汁，入净锅中熬干，刮下捣碎。再入锅，以清汤煮令化。乃于筲箕③内，布纸筋纸两重，倾入筲箕纸内，丁④淋下清汁，再入锅熬干，又用汤煮化，再依前法丁淋。如熬干色未洁白，更准前丁淋，直候色如霜雪即止，乃入固济砂盒内。歇口火⑤煅⑥成汁，倾出。如药未成窝，更煅一两遍，候莹白玉色即止。细研入砂盒内固济，顶火⑦四两，养七昼夜久养火尤善，再研。每服二钱，空心温酒下，或用枣肉为丸，如桐子大，每服三十丸，亦得，空心服阳炼，日午服阴炼，各一服⑧。

广南有一道人，惟与人炼秋石为业，谓之还元丹。先大夫曾得瘦疾且嗽，凡九年，万方不效，服此而愈。

---

① 假：借。
② 淀：原作"碇"，据《圣济》卷一百八十五改。淀，沉淀。
③ 筲箕：淘箩类竹器。
④ 丁：通"滴"。殿本、阁本正作"滴"。
⑤ 歇口火：停大火改小火。口火，武火、大火。
⑥ 煅：以火烧炼石类药。
⑦ 顶火：此指升丹。
⑧ 空心服……各一服：六醴斋本作"空心服。阳炼日午服，阴炼夜半服"，义长。

郎侍郎简帅南海，其室病，夜梦神人告之曰："有沈殿中，携一道人，能合丹，可愈汝疾，宜求服之。"空中掷下数十粒，曰："此道人丹也。"及旦，卧席上，得药十余粒，正如梦中所见。及先大夫到番禺，郎首问此丹。先大夫乃出丹示之，与梦中所得不殊，其妻服之遂愈。

又予族子，尝病颠眩，腹鼓，久之渐加喘满。凡三年，垂困。亦服此而愈，皆只是火炼者。

时予守宣城，亦大病逾年，族子急以书劝予服此丹，云："实再生人也。"予方合炼，适有一道人，又传阴炼法。云须得二法相兼，其药能洞人骨髓，无所不至，极秘其术，久之道士方许传。依法服之，又验。此药不但治疾，可以常服，有功无毒。予始得之甚艰难，意在救济人，理不当秘。火炼秋石，世人皆能之。煎炼时，须大作炉鼎，煎炼数日，臭达四邻。此法极省力，只一小锅便可炼，体如金石，永不暴润，与常法功力不侔，久疾人只数服便效。予偶得之，极为神妙①。

【点评】在《苏沈良方》之前，已有对"秋石"炼制的相关文献，如《周易参同契》有"淮南炼秋石，王阳嘉黄芽"的说法，说明最迟在汉代就已经有了炼制"秋石"的记录。然而，淮南王刘安并无关于炼制"秋石"方法的著作流传于世，现传的《淮南子》一书中也没有炼制"秋石"的相关记载。之后虽然在一些道教文献和诗歌中也提到了"秋石"，并进一步指出因其外观"色白质坚"而得名"秋石"，但未有确切记载如何炼制，甚至对"秋石"究竟为何物也都语焉不详。一直到沈括编撰的《良方》，人们才对"秋

---

① 予偶得之，极为神妙：原脱，据六醴斋本补。

石"有了较为全面的认识。沈括在《阴炼法》和《阳炼法》二文中详细介绍了"秋石"的两种不同炼制方法，被看作是世界上最早使用人工提取甾体类性激素的记录。但当代有学者通过复原实验研究，认为古人的工艺不能提炼出甾体类性激素。

金丹诀

用物之精，取物之华。集我丹田，我丹所家。我丹伊何，铅汞丹砂。客主相守，如巢养鸦。种以戊己，耕以赤蛇。养以丙丁，灌以河车。乃根乃株，乃蕊乃花。昼炼于火，赫然彤霞。夜浴于水，皓然素葩。金丹自成，日思无邪①。

龙虎铅汞说

寄子由

人之所以生死，未有不自坎离者。坎离交则生，分则死，必然之道也。离为心，坎为肾。心之所然，未有不正，虽桀、跖②亦然。其所以为桀、跖者，以内轻而外重，故常行其所不然者尔。肾强而溢，则有欲念，虽尧、颜③亦然。其所以为尧、颜者，以内重而外轻，故常行其所然者尔。由此观之，心之性，法而正；肾之性，淫而邪。水火之德固如是也。子产曰：火烈，人望而畏之；水弱，人狎而玩之。

---

① 邪：《全集》卷二十一此下有自注："此赞信笔直书，不加点定，殆是天成，非以意造也。绍圣元年十月二十日。"

② 桀、跖：夏桀和柳下跖。古代的凶残之人。

③ 尧、颜：唐尧和颜回。古代的圣贤之人。

达者①未有不知此者也。龙者汞也，精也血也，出于肾而肝藏之，坎之物也。虎者铅也，气也力也，出于心而肺主②之，离之物也。心动，则气力随之而作；肾溢，则精血随之而流，如火之有烟，未有复反于薪者也。世之不学道者，其龙常出于水，故龙飞而汞轻；其虎常出于火，故虎走而铅枯。此生人之常理也，顺此者死，逆此者仙。故真人之言曰：顺行则为人，逆行则为道。又曰：五行颠倒术，龙从火里出。五行不顺行，虎向水中生。

有隐者教予曰："人能正坐，瞑目，调息，握固，定心，息微则徐闭之。达摩胎息法亦须闭，若此③佛经待其自止，恐卒不能到也。虽无所念，而卓然精明，毅然刚烈，如火之不可犯。息极则小通之，微则复闭之。方其通时，亦限一息一息归之以下丹田中也。为之惟数，以多为贤，以久为功。不过十日，则丹田温而水上行，愈久愈温，几至如烹，上行水翁然④如云，蒸于泥丸。盖离者丽也，着物而见，火之性也。吾目引于色，耳引于声，口引于味，鼻引于香，火辄随而丽之。今吾寂然无所引于外，火无所丽，则将安往？水者，其所妃也，势必从之。坎者，陷也，物至则受，水之性也，而况其妃⑤乎？水火合，则火不炎而水自上，则所谓'龙从火里出'也。龙出于火，则龙不飞而汞不干。旬日之外，脑满而腰足轻。方闭息时，常卷舌而上，以舐悬雍⑥，虽不能到而意到焉，久则能到也。如是不已，则汞下入口。方调息时，则漱而烹之，须满口而后咽。若未满，且留口中，俟后次也。仍以空气送至下丹田，常以意养之，久则化而为铅，此所谓'虎向水

---

① 达者：《全集》卷七十三前有"古人"二字。
② 主：《全集》卷七十三作"生"。
③ 此：《全集》卷七十三作"如"。义长。
④ 翁然：当作"翕然"，云涌貌，与下文"如云"相合。
⑤ 妃：通"配"，嘉靖本即作"配"。
⑥ 悬雍：小舌。

中生也。'"

此论奇而通，妙而简，决为可信者。然吾有大患，平生发此志愿百十回矣，皆缪悠无成。意此道非捐躯以赴之，刿心以受之，尽命以守之，不能成也。吾今年已六十，名位破败，兄弟隔绝，父子离散，身居蛮夷，北归无日，区区世味，亦可知矣。若复缪悠于此，真不如人矣！故数日来，别发誓愿。譬如古人避难穷山，或使绝域，啮草啖雪，彼何人哉！已令造一禅榻、两大案，明窗之下，即专欲治此。并已作干蒸饼百枚，自二月一日为首，尽绝人事。饥则食此饼，不饮汤水，不啖他物，细嚼以致津液，或饮少酒而已。午后略睡，一更便卧，三更乃起，坐以达旦，有日采日，有月采月，余时非数息炼阴，则行今所谓龙虎诀耳。如此百日，或有所成。不读书、著文①，且一时束起，以待异日。不游山水，除见道人外，不接客，不会饮，皆无益也。深恐易流之性，不能终践此言，故先作书以报，庶几他日有惭于弟，而不敢变也。此事大难，不知其果然能不惭否。此书既以自坚，又欲以发弟也。卷舌以舐悬雍，近得此法，初甚秘惜，云此禅家所谓向上一路子，千金不传。人所见如此虽可笑，然极有验也。但行之数日间，舌下筋微急痛，当以渐驯致②。若舌尖果能及悬雍，则致华池③之水，莫捷于此也。又言此法名"洪炉上一点雪"。宜秘之。

---

① 著文：嘉靖本、六醴斋本作"不看经"。
② 驯致：逐渐达到。
③ 华池：道教术语，口或舌下。

记丹砂①

尔朱道士，晚客于眉山，故蜀人多记其事。自言受记于师云："汝后遇白石浮，当飞仙去。"尔朱虽以此语人，亦莫识所谓。后去眉山，乃客于涪州，爱其所产丹砂，虽琐细而皆矢镞状，莹彻不杂土石，遂②止。炼丹数年，竟于涪之白石县仙去，乃知师所言不谬。吾闻长老道其事多，然不记其名字，可恨也。

《本草》言：丹砂出符陵。陶隐居云：符陵是涪州，今无复采者。吾闻熟于涪者云，采药者时复得之，但时方贵辰、锦砂，故此不甚采耳。读《本草》偶记之。

记松丹砂

祥符东封，有扈驾军士，昼卧东岳真君观古松下，见松根去地尺余，有补塞处。偶以所执兵攻刺之，塞者动，有物如流火自塞下出，径走入地中。军士以语观中人，有老道士拊膺曰："吾藏丹砂于是，三十年矣，方卜日取之。"因掘地数丈不复见，道士怅恨成疾，竟死。

其法：用朱砂精良者，凿大松腹，以松气炼之，自然成丹。吾老矣，不暇为此。当以山泽银为鼎，有盖，择砂之良者二斤，以松根明③节悬胎煮之。傍置沙瓶，煎水以补耗，满百日取砂。玉碓研七日，投熟蜜中，通油瓷瓶盛。日以银匕取少许，醇酒搅汤饮之，当有益也。

---

① 记丹砂：《志林》题作"尔朱道士炼朱丹砂"，《全集》卷七十三题作"符陵丹砂"。
② 遂：原作"远"，据《志林》《全集》卷七十三改。
③ 根明：原作"明根"，据六醴斋本乙转。

苏沈内翰良方卷第七

治眼齿

前日与欧阳叔弼、晁无咎、张文潜，同在戒坛。余病目昏，数以热水洗之。文潜曰："目忌点洗，齿便漱琢。目有病，当存之；齿有病，当劳之，不可同也。治目当如治民，治齿当如治军。治民当如曹参之治齐①，治军当如商鞅之治秦②。"此颇有理，故退而录之。

治内障眼

《本草》云：熟干地黄、麦门冬、车前子相得③，治久患内瘴眼有效。屡试之，信然。其法：细捣，罗，蜜丸，如梧桐子大，每服，温酒、熟水任下，然三药皆润，难捣，旋焙旋捣和合。异常甘香，真奇药也。

还睛神明酒

沈存中撰

黄连五两　石决明　草决明　生姜　石膏　蕤仁　秦皮程本佚，据馆

---

① 曹参之治齐：曹参为政主张清静无为，此喻前文所说"目有病，当存之"。

② 商鞅之治秦：商鞅治秦采用重典，"法令至行"，此喻前文所说"齿有病，当劳之"。

③ 相得：《笔记》《全集》卷七十三作"相杂"。

105

本补 黄消石馆本无"黄"字 山茱萸 当归 黄芩 沙参 车前子 淡竹叶 朴硝 甘草炙 芍药 柏子仁 川乌头 泽泻 桂心 茺子 地肤子 桃仁去皮、尖及双仁者 防风 辛夷 人参 川芎 白芷 细辛 瞿麦以上各三两 龙脑三钱 丁香半两 真珠①生②，二十五颗

上㕮咀，绢囊盛，用好酒五斗，瓮中浸之。春秋十四日，夏七日，冬二十一日，食后服半合，勿使醉吐。稍稍增之，百日后，目明如旧。忌热面、酢程本"鲊"葵③、秽臭、五辛、鸡鱼猪马驴肉、生冷黏滑、入房、恚怒、大忧愁、大劳、大寒热悉慎之。惟不疗枯睛损破者，但白睛不枯损，服此药更生瞳子，平复如故，出《五符》④。

汉司空仓元明，两目盲，经十五年，两瞳子俱损，翳出如云，赤白肤肉如乳头，服此酒，未满百日，两目还得清净，夜任针⑤，胜如未患眼时十倍。

晋大夫于公失明，经二十余年，不辨明夜，两目俱损，无瞳子，时年七十，服此酒百日，万病除，两目明，见物益明。

予表亲有病目者，服此酒十余日，翳皆消尽。

治诸目疾

上盛热汤满器，铜器尤佳，以手掬熨眼，眼紧闭勿开，亦勿以手

---

① 真珠：即珍珠。
② 生：即未经佩戴者。《圣济》卷一百一十一作"无孔者"，意同。
③ 酢葵：醋与葵菜。酢，"醋"古字，嘉靖本作"鲊"，则是腌鱼一类。葵，葵菜。按，古方书服药禁忌多谓忌"酢滑"，葵正为滑菜的代表。
④ 《五符》：道教书籍《五符经》。今见于道藏本《洞玄灵宝五符序》。
⑤ 任针：同"纫针"。穿针引线。

揉眼，但掬汤沃，汤冷即已。若有疾，一日可三四为之，无疾，日一两次，沃令眼明，此法最治赤眼及睑眦痒。

予自十八岁，因夜书小字，病目楚痛，凡三十年。用此法，遂永瘥。

枢密邵兴宗，目昏，用此法，逾年后，遂能灯下观细字。大率血得温则荣，目全要血养。若冲风冒冷，归即沃之，极有益于目。

点眼熊胆膏

古铜钱二十一枚，完用　菊花一两。案：馆本"四两"　黄连　郁金　黄柏各二两。以上菊花揉碎，黄连以下三物细剉，用水二升，入铜钱，同于①银、石器中，慢火熬至一升，新布滤去滓，入后药　铅丹　元精石　井泉石　龙骨　不灰木　芫荑去皮　蕤仁去壳　代赭各半两　滑石　乌鲗鱼骨去坚处。各一两。以上细研成膏粉，入蜜六两，并前药汁和匀，银器内重汤煮六时辰，再以新绵绞滤去相，入后药　硼砂　麒麟竭　没药　青盐　铜青各半两　川牙硝一两　乳香一分　麝香　龙脑　水银粉二钱　熊胆半个　雄雀粪七粒　硇砂一钱五分

上并细研，罗过再研如面，入前膏内，再用重汤煮如稀饧②，如要为丸，即更熬，可丸即丸，如梧桐子大，每用一丸，水化，并以铜箸点两眦。此本《舒州甘露山俨长老方》，治目疾殊圣。久患瘀肉睑烂诸疾，点此无不瘥者；暴赤目风痒，只点三两次即瘥；有人瘀肉满眼，用此亦消尽，清明如未病时。熬药须用银器，皆用上品药，洗濯拣择极细，方有效。

---

① 入铜钱，同于：五字原脱，致古铜钱未入本方修治，据《圣济》一百七补。
② 稀饧：稀饴糖。

茺实散

《灵苑》治眼。

茺麻子，以柳木制硙①子磨之，马尾筛筛过，取黄肉，其乌壳弃不用，每十两，可得四两精肉。非柳木硙不能去壳。碾为末，取獭猪肝，薄切，裛②药中，令相着，乃③缓火炙，肝熟为末。临卧，陈米饮调下二钱。一法煎酽醋为丸，每服二十丸。一法，取茺实内④囊，蒸一炊，曝干为末，或散，或蜜丸，温水下。

予亲家女子，儿童时病翳，一目中五翳，病十五年，治之莫愈，医者皆以为不可疗之疾。试用炙肝散，十许日一翳消，逾月消尽，目如为儿时。

狸鸠丸

治内瘴⑤，青盲，翳晕，及时暂昏暗，一切眼疾。

花鸠一只，去毛、肠、嘴、足，炙熟　　羊肝一具，炒　　细辛　防风　肉桂　黄连　牡蛎　甘菊花　白蒺藜各五两　白茯苓　瞿麦各四两　羌活三两　蔓荆子二升⑥，蒸三炊　蕤仁半升　决明二合

---

① 硙(wèi 未)：碾磨用的工具。
② 裛(yì 义)：谓置于药末中沾取。
③ 乃：原作"家"，据嘉靖本改。阁本作"用"，《普济方》卷八十作"着"。
④ 内：同"纳"。放入。
⑤ 瘴："障"的俗字。
⑥ 二升：殿本作"一升"。

上炼蜜丸如梧桐子大，每服二十至三十丸，空心，日午、临卧，茶酒下，半月见效。忌房事、五辛、猪、鸡、鱼、蒜①。

楚医陈中立，双盲数年，服此，视物依旧。

偏头痛方

裕陵②传王荆公③偏头痛方，云是禁中秘方。用生莱菔汁一蚬壳，仰卧注鼻中，左痛注右，右痛注左，或两鼻皆注亦可。数十年患，皆一注而愈。荆公与仆言，已愈数人矣。

硫黄丸

治④头痛。

硫黄二两，细研　硝石一两

上水丸指头大，空心腊茶嚼下。

予中表兄，病头风二十余年，每发，头痛如破，数日不食，百方不能疗。医田滋见之曰："老母病此数十年，得一药遂效。"就求得之十九，日服一丸。十余日后，滋复来，云："头痛平日食何物即发?"答云："最苦饮酒、食鱼。"滋取鱼酒令恣食，云："服此药十枚，岂

---

① 蒜：五辛即包含蒜，疑衍。

② 裕陵：指宋神宗赵顼。赵顼葬永裕陵，故以此代称。

③ 王荆公：王安石（1021—1086），北宋政治家、思想家、文学家、改革家，唐宋八大家之一。字介甫，晚号半山，封荆国公，世称王荆公。

④ 治：原脱，据阁本补。

复有头痛耶?"即如其言食之，竟不发，自此遂瘥。予与滋相识数岁，临别以此方见遗。

陈州怀医有此药丸，如梧桐子大，每服十五丸，暑暍懵冒者，冰冷水服，下咽即豁然清爽，伤冷，以沸艾汤下。

胡芦巴散

治气攻头痛。

胡芦巴微炒　三棱剉，醋浸一宿，炒干。各一两　干姜一分，炮

上为末，每服二钱，温生姜汤或酒调下。凡气攻头痛，一服即瘥。万法不愈，头痛如破者，服之即愈，尤利妇人。

姻家有病疟，瘥后头痛，号呼十余日，百方不效，用一服，如失。小小头痛更捷。

治鼻衄方

取河阳石炭心，如无，只用光明者，为末，新水下，立止。
又治①鼻，左衄用绵塞右耳，右衄塞左耳，神应。予自曾用之。

治鼻衄不可止欲绝者

用茅花，无，即以根代，每服一大把，剉，水两碗，煎浓汁一

---

① 治：原作"法"，义不顺，据六醴斋本改。

碗，分二服。

林次中御史在楚州_{馆本作"中"}，尝访一故人，久之不出，或问之，云："子妇衄血垂尽，方救视，未及延客。"坐中一客云："适有药。"急令掇茅花一大把，煎浓汁一碗，带囊中取一小红丸二粒，令茅花煎汤吞下，一服即瘥，问其方不言。后有人闻之曰："此止是茅花之功耳。"试复问之，其人大笑曰："诚如此。红丸乃含香朱砂丸，恐不信茅花之功，以此为记耳。"

予在鄜延，一将官卒病衄，甚困，以此疗之即瘥也。

又徐德占_{馆本作"沽"}教衄者急灸项后发际两筋间宛宛①中三壮，立定。盖血自此入脑注鼻中，常人以线勒颈后，尚可止衄，此灸决效无疑。

刺蓟散

治鼻衄。

大蓟根_{一两}　相思子_{半两}

上每服一②钱，_{案：馆本作"十钱"。}水一盏，煎至七分，去滓，放冷服。

王朝散女子，大衄一日，已昏不识人，举家发哭，用药皆无效，人有传此方，一服乃止。

又方_{案：程本佚，据馆本补。}

用青蒿纳鼻中即止。

---

① 宛宛：指凹陷处。宛宛，原作"宛穴"，据嘉靖本改。
② 一：《圣济》卷七十作"三"。

又方，治鼻衄久不止昏晕。案：程本佚，据馆本补。

棕榈皮不以多少，烧灰

上随鼻左右搐之。

槐花散

治热吐。

皂角去皮，烧烟绝　白矾熬，沸定　槐花炒，黄黑色　甘草炙。以上各等分

上等分为末，每服二钱，白汤调下。

嘉兴李使君，曾病呕，每食讫辄吐，如此两月，服反胃药愈甚。或谓有痰饮，投半夏散，旋①服之亦皆不验。幕下乐判官授此方，服之即时瘥。

又有一老青衣久病呕，与服之，又瘥。

大凡吐，多是膈热，热且生痰，此药能化胃膈热涎，特有殊效。

紫粉丸

治吐。

针砂，醋浸一宿，辟去醋，案：馆本云"劈破"。便带醋炒，直候炒铫子红色无烟乃止。候冷，细研，更用醋团火烧洞赤，取起候冷，再研极细，面糊丸如梧桐子大，每服四十丸，粥饮下。服讫，更啜一盏许

---

① 半夏散，旋：殿本、阁本无"旋"字，《本事方》作"半夏、旋覆之类"。

粥，已不吐。如未定再服决定①。小儿小丸之，随儿大小与此药，极神异。

吐有多端，《良方》中有数法，皆累验者，可参用之。

软红丸

止吐。

辰砂五钱　信砒半钱强②　巴豆七个，取霜　胭脂一钱

上熔蜡少许，入油一二滴，案：馆本云：入油三两③，似误。和药为剂，以油单裹之，大人如绿豆，小儿如芥子，浓煎槐花甘草汤，放温，下一丸，忌热食半时久。此药疗人吐，只一服止。常与人一丸，偶两人病，分与两人服，两人皆愈。

酒磨丸

万侯迹中《济急经验单》中生姜丸，弹子大，服法同

治吐逆，粥药不下者。

五灵脂，狗胆汁和丸，如鸡头实大，每服一丸，煎热生姜酒磨化，再汤蒸令极热。先煮温粥半升，持在手，令病人乘药热顿饮，便以粥送下。

---

① 决定：必然平定。

② 半钱强：殿本、阁本作"强，各五分"（当作"各五分强"）。皆指半钱多。

③ 三两：殿本、阁本作"三两滴"。

绿云膏

治口疮。

黄柏_{半两}　螺子黛_{二钱}

上同研如碧玉色，临卧，置舌根下一字，咽津无妨，迟明①瘥。

凡口疮不可失睡，一夜失睡，口疮顿增。

灸牙疼法

随左右所患肩_{馆本作"眉"，似误}。尖微近后骨缝中，小举臂取之，当骨解陷中，灸五壮。予目睹灸数人皆愈。灸毕，项大痛，良久乃定，永不发。

予亲病齿，百方治之皆不验，用此法灸，遂瘥。

服松脂法

松脂以真定者为良，细布袋盛，清水百沸汤煮，浮水面者，以新竹罩篱②捞取，投新水中，久煮不出者，皆弃不用。入生白茯苓末，

---

① 迟明：谓至迟到天明。
② 罩篱：即"笊篱"。从汤水中捞取东西的工具。以竹篾等编成。

不制，但削去皮，捣罗细末尔，拌匀。每日早取三钱匕，着口中，用少熟①水搅嗽；仍以指如常法，熟揩齿毕，更啜少②熟水咽之，仍嗽吐如常法。能牢牙、驻颜、乌髭也。赠米元章。

---

① 熟：原作"热"，据下文改。嘉靖本二处皆作"熟"，阁本二处皆作"热"。熟水，古人用某些特定中药制作的具有保健治疗功效的日常服用的饮品，宋代较为流行。

② 少：《东坡养生集》同校本。但他本无此字。

苏沈内翰良方卷第八

治水气肿满法

张微之：屡验。馆案云：《圣济总录》名商陆豆汤。

生商陆切作麻豆大　　赤小豆如商陆之多　　鲫鱼三尾，去肠，存鳞

上二物，实鱼腹中，取盈，线缚之，水三升，缓煮，赤豆烂，取去鱼，只取二物，空腹食之，以鱼汁送下，不汗则利，即瘥。甚者，过二日再为之，不过三剂。

微之家乳姥病水饮，一剂愈。

逐气散

《博济》治水气。

白商陆根去粗皮，薄切，阴干或晒干

上为末，黄颡鱼三尾，大蒜三瓣，绿豆一合，水一升，同煮，以豆烂为度。先食豆，饮汁送下，又以汁下药末二钱。水化为气内消。

省郎王申病水气，四体悉满，不能坐卧，夜倚壁而立，服一剂顿愈。

二姜散

案：程本无"二姜散"字，今据馆本补

治小肠气。

高良姜　干姜等分，炮八分，留二分①，椎②

上一大钱，用续随子去皮细研，纸裹出油，取白霜，入一字。将热酒一盏，入猪胆汁十数滴同调下，一服瘥。

川楝散

案：程本无"川楝散"字，今据馆本补。

治小肠气，下元闭塞不通。

川楝子一两，和皮破为四片　巴豆一两，并壳捶令碎

上同和匀，入铫内，炒令紫色，取出，去巴豆，只取川楝子，净刷为末，每服一钱。先炒茴香，秤一钱，令香，用酒一盏冲，更煎三五沸，去滓，调川楝子末，连进二服，得下泄立瘥。

此方同③"治远年内外臁疮方④"于建安军人吴美得之。

仓卒散方

治小肠气。

---

① 炮八分留二分：指火炮至八分焦黄。

② 椎：同"捶"。

③ 同：和。

④ 治远年内外臁疮方：方见卷九，名"治年久里外臁疮不瘥者"。

山栀子_{四十九枚，烧半过}　附子_{一枚，炮}

上每服二钱，酒一小盏，煎至七分，_{馆本"八分"}。入盐一捻，温服，脾肾气攻①，挛急极痛，不可屈伸，腹中冷重如石，痛不可忍，自汗如泻，手足冰冷，久不瘥，卧欲死者，服此药一剂，忽如失去，甚者两服瘥。

予自得效，亦屡以治人，皆验。

断弓弦散

治小肠气。

五灵脂　蒲黄_{等分}

上二物，先用酽醋一合，熬药成膏，以水一小盏，煎至六七分，热呷。

此又名"失笑散"，疗妇人血气尤验。曾有妇人病心腹痛欲死十余日，百药不验，服此顿愈。

芍药散

治痢。

茱萸_{炒，半两}　黄连_炒　赤芍药_{各一两}

上二钱，_{案：馆本"二钱"作"三味"}。水煎服。

---

①　攻：各本均脱，义不足。据《证治准绳》卷三十二、《世医得效方》卷三补。

四神散

治痢。

干姜　黄连　当归　黄柏_{皆炒，等分}

上为末，乌梅一个，煎汤调下二大钱。水泻，等分；赤痢，加黄柏；白痢，加姜；后重肠痛，加黄连；腹中痛，加当归：并空心食前服。

予家常作此药，夏月最获用。大凡泄痢，宜食酸苦，忌甘咸。盖酸收，苦坚，甘缓，咸濡①，不可不知也。

陈应之疗痢血方

丞相曾鲁公痢血百余日，国医无能疗者。应之取盐水梅除核研一枚，合蜡茶加醋，汤沃服之，一啜而瘥。

又丞相庄肃梁公，亦痢血，应之曰："此授②水谷，当用三物散。"亦数服而愈。

三物散，用胡黄连、乌梅肉、灶下土，等分为末，腊茶清调下，食前空腹温服。

---

① 濡：同"软"。

② 授：此字费解。《小儿卫生总微论方》卷十一《诸痢方治》、《普济方》卷二百十二之同方作"挟"，义长。

樗根散

水泻，里急后重，数走圊①。

樗根皮—两　枳壳半两　甘草炙，一分　案：馆本"一钱"。

上粥饮下二钱，食前一服，止。

药　歌

并引　眉山苏子瞻撰

嵇中散作《幽愤》诗，知不免②矣。而卒章乃曰"采薇山阿，散发岩岫，永啸长吟，颐神养寿"者，悼此志之不遂也。司马景王③既杀中散而悔，使悔于未杀之前，中散得免于死者，吾知其扫迹屏影于人间，如脱兔之投林也。采薇散发，岂所难哉？孙真人著大风恶疾论，曰④：《神仙传》有数人⑤，皆因恶疾而得仙道，何者？割弃尘累，怀颖阳之风⑥，所以因祸而取福也。

吾始得罪迁岭表，不自意全⑦。逾年无后命，知不死矣。然旧苦

---

① 圊（qīng 青）：厕所。

② 免：原作"死"，据《苏东坡文集》卷一百改。

③ 司马景王：司马师，司马文王司马昭之兄。据记载，处死嵇康者实为司马昭。《晋书·嵇康传》：嵇康死后，"帝寻悟而恨焉。"

④ 曰：原脱，据《全集》卷六十四补。

⑤ 数人：《备急千金要方》卷二十三作"数十人"。

⑥ 颖阳之风：指遁世隐居。相传古有隐士许由，尧以天下让之而不受，遁居于颖水之阳（北岸）箕山之下；尧又召其为九州长，许由不愿闻而洗耳于颖水之滨。

⑦ 全：原脱，据《全集》卷六十四补。

痔疾，至是大作。呻呼几百日，地无医药，有亦不效。道士教吾去滋味，绝荤血，以清净胜之。痔，有虫馆于吾后，滋味荤血，既以自养，亦以养虫，自今日以往，旦暮食淡面四两，犹复念食，则以胡麻、茯苓麨①足之。饮食之外，不啖一面物②，主人枯槁，则客自弃去。尚恐习性易流，故取中散、真人之言，对症为药。使人诵之，曰：

"东坡居士，汝忘逾年之忧，百日之苦乎！使汝不幸有中散之祸，伯牛之疾③，虽愿采薇散发，岂可得哉？今食麦、麻、茯苓多矣！"

居士则以歌答之，云：

"事无事之事④，百事治兮；味无味之味，五味备兮。茯苓、麻、麦，有时而匮兮。有即食，无即已者，与我无既兮。呜呼！馆客不终⑤，以是为愧兮。"

治肠痔下血如注久不瘥者

上件唯用市河中水，每遇更衣罢，便冷沃⑥之。久沃为佳，久患者皆瘥。

予始得于信州侯使君，曰："沃之两次即瘥。"予用之，亦再沃而瘥。并与数人用，皆然。神奇可惊，不类他药。无河水，井水亦可。

---

① 麨：米麦粉等炒制的干粮。"麨"原作"抄"，据《全集》卷六十四校改。多本同此。

② 面物：代指多种食物。《全集》卷六十四无"面"字。

③ 伯牛之疾：伯牛，孔子的学生，姓冉，名耕。相传患有癞病（即今麻风病）。孔子视其病曰："命矣夫！"（《论语·雍也》）

④ 事无事之事：原脱，据《全集》卷六十四补。

⑤ 不终：原作"终不"，据《全集》卷六十四乙转。

⑥ 沃：浇淋。

治小便不通

琥珀研成粉，每服二钱，煎萱草根浓汁调下，空心服。

予友人曾小肠秘甚成淋，每旋①只一二滴，痛楚至甚。用恶药逐之，皆不通。王郇公与此药，一服遂通。

人有病痔肠肿，因不能尿，候如淋疾，他药不能通，惟此法可治。

治小便数方 并治渴

上取纯糯米糍一手大，临卧，炙令软熟，啖之，以温酒送下。不饮酒人，温汤下，多啖弥佳。行坐良久，待心间空便睡。一夜十余行者，当夜便止。

予尝以为戏术，与人赌物，用之如有神圣，或言假火气温水送，不然也。大都糯稻主缩水，凡人夜饮酒者，是夜辄不尿，此糯米之力也。

又记一事，予故人刘正夫，罢官闽州，次建溪，尝叩一大家求舍。闭门不纳，既而使人谢云："属其父有甚病，不能延客。"刘问其状，曰："病渴殆死矣。"刘许为其营药，俄而其子弟群至，求治其父。刘即烧药与之。明日来谢，云："饮药一杯，是夜啜水减七八分。"此刘君目击者。

---

① 旋：小便。

其方用糯稻秆，斩去穗及根，取其中心，净器中烧作灰，每用一合许，汤一碗，沃浸良久，澄去滓。尝其味如薄灰汁，乘渴顿饮之。此亦糯稻缩水之一验也，故因附此。

茯苓散

治梦中遗泄。

坚白茯苓为末，每服五钱，温水调下，空心、食前、临卧服，一日四五服。

方书言梦泄，皆云肾虚，但补肾涩精，然亦未尝有验。予论之，此疾有三证：一者至虚，肾不能摄精，心不能摄念，或梦而泄，或不梦而泄。此候皆重，须大服补药。然人病此者甚少，其余皆只是心虚，或心热。因心有所感，故梦而泄，此候差①轻，人之患者多是此候，但服茯苓散自瘥，予累以拯人，皆良验。又有少年气盛，或鳏夫、道人，强制情欲，因念而泄，此为无病。医及摄生家，多言梦寐甚于房劳，此殆不然。予尝验之，人之病天行未复而犯房劳者多死，至于梦寐，则未尝致困，此决然可知，但梦寐自有轻重耳。

疗寸白虫

锡沙 作银泥者，无②即以黄丹代，油和，梧桐子大　　芜荑　槟榔 二物等分，为散

---

① 差：稍微，比较。
② 无：原脱，据《圣济》卷九十九、《本事方》补。

上煎石榴根浓汁半升，下散三钱，丸五枚，中夜服，旦日下。

予少时病白虫，始则逾粳米，数岁之后，遂长寸余。古说虫长盈尺，人即死。以药攻之，下虫数合，或如带，长尺余，蟠蜒如猪脏，熠熠而动，其末寸断，辄为一虫。虫去，病少已①，后数月复如初，如是者数四。后得此方，服之，虫悉化为水，自此永断。

① 已：病愈，好转。

苏沈内翰良方卷第九

治痈疽疮久不合

仆尝读《本草》，露蜂房、蛇蜕皮、乱发，各烧灰，每味取一钱匕，酒调服，治疮久不合神验。仆屡试之。烧灰略存性。

治痈疽

忍冬嫩苗一握，叶尖圆，蔓生①，茎叶皆有毛，生田野篱落，处处有之，两叶对生。春夏新叶梢尖，而色嫩绿柔薄，秋冬即坚厚，色深而圆，得霜则叶卷而色紫，经冬不凋。四月开花，极芬芳，香闻数步，初开色白，数日则变黄。每黄白相间，故一名金银花。花开曳蕊数茎如丝，故一名老翁须，一名金钗股。冬间叶圆厚，似薜荔，故一名大薜荔，可移根庭槛间，以备急。花气可爱，似茉莉、瑞香　甘草生用，半两

上忍冬烂研，同甘草，入酒一斤半，沙瓶中塞口煮两食顷，温服。

予在江西，有医僧鉴清，善治发背疽，得其方，用老翁须，予颇神秘之。后十年过金陵，闻医王琪亦善治疡，其方用水杨藤，求得观之，乃老翁须也。又数年，友人王子渊自言得神方，尝活数人，方用大薜荔。又过历阳，杜医者治疡，常以二万钱活一人，用千金藤。过

---

① 蔓生：原作"茎生"，据《圣济》卷一百三十一改。

宣州，宁国尉王子驳传一方，用金银花。海州士人刘纯臣传一方，用金钗股。此数君皆自神其术。求其草视之，盖一物也。予以《本草》考之，乃忍冬也。古人但为补药，未尝治疽。其用甘草煮饮之法，制方皆同。若仓卒求不获，只用干叶为散，每服三方寸匕，甘草方寸匕，酒煮服之亦可，然不及生者。

【点评】"金银花"之名，各类本草工具书皆认为出于《履巉岩本草》，若论本草专著则无可厚非，若论首载文献则实为《苏沈良方》。另"老翁须""金钗股"二名亦首见于本书。

小还丹

治背疽，痈疖，一切脓肿。

腻粉　水银　硫黄各一分，同研　大巴豆肉十四个。案：馆本"四十个"

上将巴豆单覆排铫底，以三物按上巴豆令平，以磁①器盏盖之，四面湿底封，慎勿令气泄，炭火四面缓缓烧，时于冷水中蘸铫底。少时又烧，频蘸为善，其盏上底内，滴水一点如大豆，干则再滴，以三滴干为度。候冷，研陈米饮②，丸作二十三丸。每服一丸，熟水吞下，疏下恶物，以白粥补之。予族父藏此方，未易与人，吴中人往往知此药，莫能得真方。一丸活一人，曾无失者。才取下，即时不痛，其疮亦干。

---

① 磁：同"瓷"。
② 饮：《圣济》卷一百三十一作"饭"。

柞叶汤

治发疽。

柞木叶_{干,四两}　干荷叶_{四两}　萱草根_{干,二两}　甘草节_{一两}　地榆_{一两}

上细剉，每服半两，水二碗，煎去半，分二服，早晚各一服，二服滓并煎作末者①，有脓血者自安。脓血在内者，自大肠下；未成者，自消。忌一切毒物。有疮者，贴后药。

通明牛皮胶_{一两,水半升,熬令化}　黄丹_{一两,入胶中煮三五沸}

上放温冷，以鸡羽傅疮口，有疮即敛，未成疮者，涂肿处即内消。

元丰中，丞相荆公疽发背，医攻之皆不效，渐觉昏愦，都不省人事，势已危甚。上元知县朝奉郎梁彦章有此药，自言其效如神，秘其方。但得药，荆公服之，利下恶物一升许，遂瘥。乃以方献丞相，予从丞相得之。

此药常人服之，并不疏转，但逐脓血耳。

治肿毒痈疽

疗肿毒痈疽，未溃令消，已溃令速愈。草乌头屑，水调，鸡羽扫肿上，有疮者先以膏药贴定，勿令药着疮，人有病疮肿甚者，涂之，

---

① 末者：嘉靖本、阁本等并作"一服"，义明，可从。

坐中便见皮皱，稍稍①而消。初涂，病人觉冷如冰，疮乃不痛。

白 膏

登州孙医方，善消肿及坠击所伤②。

柳白皮半两，揩洗，阴干　白蜡四钱　黄丹二钱　胡粉二两　商陆根三分。案：馆本并上胡粉各三两　油生四两，熟三两八钱

上先熟油，入柳皮③，候变色，去滓，入诸药，数搅，良久下。
疑有脱文，馆本同。

此药尤善消肿及坠击所伤。登州孙医，每以三百钱售一黡④。

云母膏
出《博济方》

云母光明者，薄揭，先煮　硝石研　甘草各四两　槐枝　柏叶近道者不堪　柳枝　桑白皮各二两　陈橘皮一两　桔梗　防风　桂心　苍术　龙骨⑤　黄芩　高良姜　柴胡　厚朴　人参　芍药　胡椒子　龙胆草案：馆本作"龙脑"，似误。　白芷　白芨　白蔹　黄芪　芎䓖　茯苓　夜合花　附子炮，各半两。以上㕮咀。次煎　松脂　当归　木香　麒麟竭　没药　麝香

---

① 稍稍：渐渐。
② 白膏……所伤：原作"登州孙医白膏，尤善消肿"，据阁本改。
③ 柳皮：六醴斋本作"皮根"，《圣济》卷一百三十作"商陆、柳枝"，嘉靖本作"二柳"，"二柳"当为商陆与柳枝的并称，与《圣济》合。
④ 黡：应指小的药量。出典不详。
⑤ 龙骨：嘉靖本、阁本作"菖蒲"。

乳香各半两。以上为末　黄丹十四两，罗　盐花五钱①　水银二两　大麻油六斤。
案：馆本佚

上先炼油令香，下云母，良久，投附②子以上药，候焦黄，住火令冷，以绵滤去滓，始下末。皆须缓火，常以柳木篦搅，勿停手。滤毕再入铛中，进火，下盐花至黄丹，急搅，须臾色变。稍益火煎之，膏色凝黑，少取滴水上，凝结不粘手，即下火。先炙一瓷器令热，倾药在内，候如人体温，以绢袋子盛水银，手弹在膏上如针头大，以蜡纸封合，勿令风干，可三二十年不损。

发背，先以败蒲二斤馆本"一斤"，水三升，煮三五③沸，候如人体温，将洗疮，帛拭干，贴药。又以药一两，分三服，用温酒下，未成脓者即瘥，更不作疮。

瘰疬骨疽，毒穿至骨者，用药一两，分三服，温酒下，甚者即下恶物，兼外贴。

肠痈，以药半两，分五服，甘草汤下。未成脓者当时消，已有脓者随药下脓，脓出后，每日酒下五丸梧桐子大，脓止即住服。

风眼，贴两太阳。

肾痈，并伤折痛不可忍者，酒下半两，老少更以意加减，五日一服，取尽，外贴包裹，当时止痛。

箭头在肉者外贴，每日食少烂绿豆，箭头自出。

虎、豹所伤，先以甘草汤洗，后贴，每日一换，不过三贴。

蛇、狗伤，生油下十丸梧桐子大，仍外贴。

难产，三日不生者，温酒下一分便下。

---

① 盐花五钱：嘉靖本、六醴斋本作"盐花"，且在"松脂"前。下文言"下盐花至黄丹"，则当从嘉靖本。

② 附：原作"而"，据嘉靖本、阁本改。

③ 三五：《圣济》卷一百三十作"三五十"，《局方》作"五十"。

血晕欲死，以姜汁和小便半升，温酒下十丸，梧桐子大，死者复生。

胎死在腹，以榆白汤下半两，便生。

小肠气，茴香汤下一分，每日一服。

血气，当归酒下一分，每日一服。

中毒，温酒洗汗袜汁，每日一服，吐泻出恶物为度。

一切痈疽疮疖、虫虺所伤，并外贴，忌羊肉。

小朱散

治瘾疹久不瘥，每发或先心腹痛，痰哕，麻痹，筋脉不仁。

成块赤土_{有砂石者不可用}　当归各等分

上冷酒调下二钱，日三服。兼用涂药。

护火草_{大叶者，又名景天}　生姜_{和皮不洗，等分，研}　盐_{量多少}

上涂摩痒处，如遍身瘾疹，涂发甚处，余处自消。

治发疮疹不透畜伏危困者

以人牙齿三五枚，炙令黄，为末，乳香汤调下。

余目见两人用之[①]，皆一服瘥，方如上法。

又一方，烧过温酒下亦可。服讫片时，疮便透。

---

① 余目……用之：嘉靖本、六醴斋本作"目见人屡用之"。

柴胡汤

治瘰疬。

柴胡　荆芥穗　秦艽　知母　当归　官桂　藿香　甘松　败龟_醋炙　川乌头_炮　地骨皮　白胶香　白芍药_{以上各半两}　京芎劳_{一两}　苎根_{湿秤二两，切碎}

上件药，并净洗晒干，捣为粗末，每服二钱，水一盏，入姜三片，大枣一个，同煎七分，去滓服，早、午食后，夜睡，各一服，三服滓并煎作一服吃。忌一切鱼、面等毒，仍忌房事。不善忌口及诸事者，服此药无验。

又用贴疮药。

石行根，不以多少为细末，蜜调如膏药，用贴疮口，三两日一看后馆作"频"易之。

此二方，得于华亭陶中夫宰君。中夫先得柴胡一方，用之如神。又于里巷医处，得贴药方，二方皆相须，冥若神契。中夫在华亭，半年之间，治二十余人皆愈。此予寓秀州所目见者。

治瘰疬

取鲫鱼长三寸者，去肠，以和皮巴豆填满腹，麻皮缠，以一束秆草烧，烟尽，研，粳米粥丸绿豆大，粟饮下一丸；未利，加一丸，以利为度。每日以此为准，常令小利，尽剂乃安。甚者、破者效尤速，忌猪肉、动风物①。

疗风毒瘰疬

案：馆本标"祛风丸"

皂角三十枚，十枚火烧过，十枚涂酥炙，去皮，十枚水浸，捶，去滓　何首乌四两，蒸　干薄荷四两　精羊肉半斤　元参四两

上以皂角水煮肉令烂，细研，和药为丸梧桐子大，每服二十丸，空心温酒下，薄荷汤亦得。

伯父吏部病瘰疬，百疗不瘥，得此乃愈。

梁氏老妪，颔下有疮如垂囊，服此药，囊日消，至于都平。

闽僧嘉履病瘰疬，服之半月愈。

此皆予目击者。

地骨皮散

治恶疮。

地骨皮一物，先刮取浮皮，别收之。次取浮皮下腻馆本作"二"白粉，为细散，其白粉下坚赤皮，细剉，与浮皮一处为粗末，粗末、细散各贮之。每用粗末②一合许，煎浓汁，乘热洗疮，直候药汤冷，以软帛裹③干，乃用细散傅之。每日洗贴一次，以瘥为期。

梓州路转运判官张君，曾当胸下锐骨端隐隐微痛，后月余，渐有

---

① 动风物：能诱发风病的食物。
② 末：原作"皮"，据《圣济》卷一百三十改。
③ 裹：谓沾吸去水分。

小瘰子如豆粒，久之愈大如栗，遂溃脓成疮，至痛楚不可卧，每夜倚物而坐至晓。如此三年不瘥。国医仇鼎、沈遇明辈，治之都不验。后赴梓州，行次华阴，道中有旧相识华山道士武元亨来迎。就客亭中见之，元亨首问胸疮如何[1]，张答以未瘥。元亨曰："尝得一药，效验无比，久欲寄去，不值便人。闻当道华阴，特来此奉候，已数日。今日方欲还山，而公适至，殆此疾当瘥矣。"遂手授此方。张如法用之，始用药洗，极觉畅适异常。淋至夜深，方用散傅，疮遂不痛，是夜得睡至晓。自此每夜一次洗贴，疮不复痛矣。然尚未敛，间或一夜不洗贴，便复发痛。自此用之更不敢阙，凡四个月，疮虽尚在，而起居饮食如常。一日疮忽痛，通夕不寐，淋之亦痛不止。使人视之，疮中生一肉颗如石榴子。痛已渐定，数日间，疮口肉已合，自此遂瘥。

太学博士马君希孟之弟，亦常患疮于胸腹间，久不瘥，疮透腹见膜，医皆阁[2]手，得此散，用之即瘥。

扬州士人李君在太学中，手掌心生一疮。日久掌穿透，唯有筋骨。谒[3]假归广陵，值张梓州得此药，遂瘥。

用之惟须久，暂用之未瘥。慎不可住，但勤施之，日久无不瘥者。要在勤志不息，乃见奇验。小疔疮肿疼痛，只以枸杞根生剉，煎浓汁热淋，亦效。

治癞方

苦胡麻_{半升，别捣} 天麻_{二两} 乳香_{三分}

---

① 问胸疮如何：原作"不用之去何"，义不明，据嘉靖本、阁本改。
② 阁："搁"的古字。
③ 谒：请求。

上荆芥腊茶下三钱，忌盐、酒、房事、动风物凡一百二十日。服半月后，两腰眼灸十四壮。

此丞相长安公家方，已手医人无数。

又尝与方扬州天长东氏卖此药，遂著于淮南。

若头面、四体风疮肿痒多汁者，只七八服即瘥，予亲试之。

治年久里外疮臁不瘥者

槟榔半两　干猪粪烧存性，半两　龙骨一①分　水银粉少许

上三味，为细末，入水银粉研匀，先以盐汤馆本作"水"洗疮，熟绢裹干，以生油调药如膏，贴疮，三日一易，三五易定瘥。忌无鳞鱼鲊、热面。凡胫内外疮，世谓之里外臁疮，最难愈，此方并前治小肠气。方本建安一军人吴美，犯伪印坐死②，司理参军王炳之，怜其晓事，常加存恤，其人临刑，泣念曰："生平有两方，治疾如神，常卖以自给，可惜死而不传。"遂以献炳之，屡用有验。予就炳之求，值其远官，数年方得之。许、孙二真人方，用定粉，不用水银粉。夏子益方，多地骨皮一味，并用地骨皮煎汤洗。

火府丹

治下疰脚疮。

---

① 一：阁本作"八"，可从。
② 坐死：定罪死刑。坐，定罪。

甘遂肥实连珠者，一两，薄切，疏布囊盛　　芎䓖一块，剉如豆大

上以纸笼大香炉，令至密不漏烟，顶留一窍，悬甘遂囊于窍间。其下烧芎䓖一块，令烟入遂，欲过，再更燃一块，芎䓖尽，取甘遂为末。三十岁以上气盛者，满三钱，虚者平二钱半。羖羊肾一对，批开，匀分药末在内，净麻皮缠定，炭火炙熟，勿令焦。临卧烂嚼，温酒下，随人酒量，能饮一斗者，可饮五升也。以高物支起双脚，一服即瘥。

疗久疮

上用猪筒骨中髓，以腻粉和为剂，复内骨中，泥裹火煨，香熟出。先以温盐水浴疮，乃傅之。临安陈令传，极效。

治疮疥甚者

川乌①一两，每个四破之。案：馆本草乌头　　大豆一两半

上同入砂瓶内，煮极烂，每服一片②，豆少许，空腹酒下。

予兄之子病疮遍体，拘挛，立不可卧，卧不可起，服此即瘥。

治阴疮痒痛出水久不瘥

出《灵苑》

腊茶　　五倍子等分　　腻粉少许

---

① 川乌：阁本作"草乌头"，《圣济》卷一百三十六作"乌头"。
② 一片：《圣济》卷一百三十六作"乌头一片"，与下句"豆少许"相应，可从。

上先以浆水、葱、椒煎汤洗，洗后傅之，未瘥，再为之。

又方

铜钱一百枚　乌梅七个　盐二钱

上水一碗半，煎至一碗，热洗。二方相须用之，无不即验。

治癣方

久患用之即瘥。

决明子不以多少

上为末，加少水银粉，同为散。先以物擦破癣上，以散傅之，立瘥。

系瘤法

上取稻上花蜘蛛十余个，置桃李枝上，候垂丝下，取东边者，捻为线，系定瘤子，七日候换，瘤子自落。

沈兴宗待制家老姥，病瘤如掌拳，用此法系之，至三换，瘤子遂干，一夜忽失所在，天明于枕边得之，如一干栗。袁当时方：瘤落后，以白花蛇头烧灰，和轻粉傅之。

【点评】赘瘤系扎后，可收紧其供血的血管，赘瘤有可能失养而脱落。以普通棉线系扎亦可。

治甲疽[1]

出《灵苑》

胬肉[2]裹甲，脓血疼痛不瘥。

胆矾烧

上先剔去肉中甲，傅药疮上，纵有胬肉，一傅即干落。

续骨丸

出《灵苑》

并治牙疼。

腊月猪脂五两　蜡半斤，以上洗煎　铅丹罗　自然铜　密陀僧各四两，研细　白矾十二两　麒麟竭　没药　乳香　朱砂各一两，细研

上新鼎中先熔猪脂，次下蜡，出鼎于冷处，下密陀僧、铅丹、自然铜，缓火再煎，滴入水中不散。更出鼎于冷处，下诸药，用柳篦搅匀，泻入瓷盆内。不停住手搅至凝，圆[3]如弹丸，且用笋皮之类衬之，极冷，收贮。凡伤折用一丸，入少油，火上化开，涂伤痛处，以油单护之。其甚者，以灯心裹木夹之，更取一丸，分作小丸，热葱酒下，痛即止。如药力尽，再觉痛，更一服，痛止即已。骨折者，两上便安。牙疼甚者，贴之即止。

---

① 甲疽：此为嵌甲。

② 胬肉：因增生而突起的肉状物，此指嵌甲周围肉质增生。

③ 圆：阁本作"丸"，是。原本因避宋仁宗赵桓讳而改。但后世传抄中部分回改过，故丸、圆杂见。

此方小说所载，有人遇异人得之，予家每合以拯人，无不应验。

神授散

治伤折内外损。

川当归_{半两，洗净别杵}　铅粉_{半两，洛粉最上}　硼砂_{二钱}

上同研匀细，每服二钱，浓煎苏枋汁调下。若损在腰以上，即先吃淡面半碗，然后服药。若在腰以下，即先服药，后方吃面。仍不住呷苏枋汁，更以糯米为粥，入药末_{案：馆本作"没药"}三钱拌和，摊在纸上或绢上，封裹损处。如骨碎，则更须用竹木夹定，外以纸或衣物包之。

有长安石使君，一日谒尹，至阛阓①中，忽有人呼其姓名，石顾之，稠人中不及识。明日过市，复闻其呼，顾其人，近在马后。问何以见呼，其人曰："我无求于人，以尔有难，特来救尔，昨日何以不应？"石辞谢之，欲下马与语，其人止之曰："市中非下马之所。"褫②衣领中出一书，授之曰："有难则用之。"稠人中遂引③去。石归视之，乃此方也。石到京师，趋朝，立马右掖门外，为他马所踢，折足堕地，又为马踏，手臂折。舁④至家，屡气绝，急合此药服且裹，半夜痛遂止。后手足皆完复。石有子为朝官知名，关中人往往闻此事。

熙宁中，府界教保甲时，四方馆使刘君提举，每有堕马或击刺所伤，皆与药，用之即瘥。好事者欲其方，赂主方者窃得，只有两物，

---

①　阛阓（huán huì 环汇）：街市。

②　褫（chǐ 齿）：解开。

③　引：退避。

④　舁（yú 与）：抬。

而无当归，汤使悉同。后予见两浙提点刑狱使者，云："亲得其方于石君，恐保甲主方者隐其一味耳。"

治骨鲠或竹木签刺喉中不下

出《灵苑》

上腊月取鲩鱼胆，悬北檐下令干。有鲠，即取一皂角子许，以酒一合，煎化温啜。若得逆便吐，骨即随出；若未吐，更饮，以吐为度。虽鲠在腹中，日久疼痛，黄瘦甚者，服之皆出。若卒求鲩鱼不得，蠡鱼①、鳜鱼、鲫鱼皆可，然不及鲩鱼胆。腊月收者最佳。

有逻卒食鸡，鲠在腹中，常楚痛，但食粥，每食即如锥刺，如是半年，支离几死，杖而后能起。与此一服，大吐，觉有一物自口出，视之乃鸡骨，首锐如刺，其尾为饮食所磨，莹滑如珠。

治诸鲠

以木炭皮为细末，研令极细，如无炭皮，坚炭亦可，粥饮调下二钱，日四五服，以鲠下为度。此法人家皆有。

予在汉东，乃目睹其神。有刘晦士人，邻家一儿误吞一钱，以此饮之，下一物如大乌梅，剖之，乃炭末裹一钱也。池州徐使君，极宝此方，数数用之，未有不效者。近岁累有人言得此方之效，不复悉载。

---

① 蠡鱼：即鳢鱼，俗称乌鱼、黑鱼。

【点评】纪昀《阅微草堂笔记》卷十二《槐西杂志二》记录了蔡葛山以此方为其孙治误吞铁钉的案例。蔡葛山校订《四库全书》时曾因出现错字而多次被罚扣俸禄，他对此苦不堪言。而后校《苏沈良方》却见得此方并试之立效，纪昀因此在书中感慨本书实为"有用"之书。

苏沈内翰良方卷第十

泽兰散①

治妇人产乳百疾，安胎调气，产后血晕，衄血血积，虚劳无子，有子即堕，难产，子死腹中，胎衣不下，妇人②血注，遍身生疮，经候不调，赤白带下，乳生恶核，咳嗽寒热，气攻四肢，处女任脉不调等。常服益血，美饮食，使人安健有子。

泽兰嫩叶，九分　石膏八分，研　当归　赤芍药　川芎微炒　甘草炙　白芜荑各七分　生干地黄六分　肉桂五分　厚朴姜炙　桔梗　吴茱萸炒　卷柏并根　防风　白茯苓　柏子仁　细辛各四分　人参　白术米泔浸一宿，切，麸炒黄色　白芷炒　藁本　椒红　干姜炒　乌头炮　黄芪　五味子各三分　白薇　丹参　阿胶炒。各二分

上为细末，空心，热酒调下二钱。

予家妇人女子，羸弱多疾者，服此药悉瘥，往往有子。

朱贲琥珀散

治妇人血风劳。

---

①　泽兰散：此前原衍"治妇人产乳百疾"，据本书通例删。

②　妇人：原脱，据嘉靖本、程本补。

琥珀　没药　木香　当归　苟药　白芷　羌活　干地黄　延胡索
川芎各半两　土瓜根　牡丹皮　白术　桂各一两

上件为末，每服二钱，水一盏，煎至七分，益酒三分，复煎少
时，并淬热服。重疾，数服则知效。

麦煎散①

治少男室女骨蒸，妇人血风攻疰四肢，心胸烦壅。

鳖甲醋炙　大黄湿纸裹，煨熟　常山　柴胡　赤茯苓　当归酒浸一宿
干生漆　白术　石膏　干生地黄各一两　甘草炙，半两

上为末，每服二钱，小麦五十粒，水一盏，煎至六分，食后、卧
时温服。有虚汗，加麻黄根一两。此黄州吴判官方。疗骨热，黄瘦、
口臭、肌热、盗汗极效。麦煎散甚多，此方吴君宝之，如希世之珍，
其效可知。

白术散

治妇人妊娠伤寒。

白术　黄芩等分，新瓦上同炒香

上为散，每服三钱，水一中盏，生姜三片，大枣一个擘破，同煎
至七分，温服。但觉头痛发热，便可服，二三服即瘥。唯四肢厥冷阴
证者，未可服。

---

①　麦煎散：《圣济》卷九十三方名作"鳖甲麦煎散"。

此方本常州一士人卖此药，医工皆论斤售去，行医用之如神，无人得其方。予自得此，治疾无有不效者，仍安胎益母子。

肉桂散

出《灵苑》

治产后众疾，血气崩晕，肿满发狂，泻痢寒热等，唯吐而泻者难瘥。

黑豆二两，炒熟，去皮　肉桂　当归酒浸　芍药　干姜炮　干地黄　甘草　蒲黄纸包炒。共为末，各一两

上温酒调下二钱，日三服，疾甚者三服瘥。无疾二服，七日止。

大黄散

出《灵苑》

治产后血晕，及伤折内损，妇人血癥血瘕。

羊胫炭烧赤，酒淬十过，五两　大黄小便浸七日，日一易，以湿纸裹，煨熟，切，焙　巴豆肉浆水煮黄色，焙。各三两半　古铜钱用半两钱，烧赤，米醋淬为粉，新水飞过，去粗取细者，二两

上和研一日，每服半钱，当归一分，小便煎浓，稍温调下。产后血晕百病，且当逐血者，至甚乃服。口噤者，挖开灌下，候识人更一服。累经生产，有血积癥①癖块，及败血、风劳、寒热诸疾，当下如

---

① 瘕：原脱，据前文主治"血癥血瘕"句补。

烂猪肝片，永无他疾。坠击内损，当归酒下一字。

医潘步坠下折胁，当折处陷入肌中，痛不可忍，服此药如神。以手自内拓之，筋骨遂平。

黑神丸

治小儿急惊、慢惊风。

腻粉一钱半　黑土①案：馆本作墨土　白面　芦荟炙。各一钱　麝香　龙脑　牛黄　青黛　使君子去壳面裹煨熟。各五分

上面糊丸，梧桐子大，每服半丸，薄荷汤研下。要利，即服一丸。

楚州小儿医王鉴，卖此药致厚产。鉴神之，未尝传人。予得之，乃常人家睡惊丸，小不同耳。治惊风极效，前后用之，垂死儿一服即瘥。

治褓中小儿脐风撮口法

上视小儿上下龈及当口中心处，若有白色如红②豆大，此病发之候也。急以指爪正当中掐③之，自外达内，令断，微血出亦不妨。又于白处两尽头，亦依此掐，令内外断。只掐令气脉断，不必破肉。指

---

① 黑土：《圣济》卷一百六十九、《幼幼新书》卷九作"墨"，当是。
② 红：《幼幼新书》卷五作"江"。江豆即豇豆。
③ 掐：原作"搯"，据《圣济》卷一百六十七改。下二处同改。

爪勿令太铦①，恐伤儿甚。予为河北察访使日，到赵郡，有老人来献此法，云："笃老惜此法将不传，愿以济人。"询之赵人，云："此翁平生手救千余儿矣，环赵数邑人皆就此翁治，应手皆愈。"

青金丹

出《博济方》

治小儿诸风、诸疳、诸痢。

青黛三分，研　雄黄研　胡黄连各二分　朱砂研　腻粉　熊胆温水化　白附子　芦荟研。各一分　麝香半分，研　蟾酥　水银各皂子大　铅霜　龙脑各一字

上同入乳钵②内，再研令匀，用㺍猪胆一枚，取汁熬过，浸蒸饼少许为丸，黄米大，曝干。一岁可服二丸，量儿大小增之。

惊风、诸痫，先以一丸温水化，滴鼻中令嚏，戴目③者当自下，瘛疭亦定，更用薄荷汤下。

诸疳、粥饮下。

变蒸寒热，薄荷汤化下。

诸泻痢，米饮下。

疳蛔咬心，苦楝子煎汤下。

鼻下赤烂、口齿疳虫、口疮等，乳汁研涂。

病疳眼、雀目，白羊子肝一枚，竹刜开，内药肝中，以麻缕缠，米泔煮令熟，空腹服。

---

① 铦（xiān 先）：锋利。
② 乳钵：研药末的器具，似臼而小，似碗而厚。
③ 戴目：又称"戴眼""戴睛"，定眼上视，俗称"翻白眼"。

乳母常忌毒、鱼、大蒜、鸡、鸭、猪肉。

此丸疗小儿诸疳至良。予目见小儿病疳瘠尽，但粗有气，服此或下虫数合，无不即瘥而肥壮无疾，几能再生小儿①也。

桔 梗 散

治小儿风热，及伤寒时气，疮疹发热等。

桔梗　细辛　人参　白术　栝蒌根　甘草炙　白茯苓　芎䓖

上各等分为末，每服二钱，水一盏，姜一片，薄荷二叶同煎七分。三岁以下儿，作四五服，五岁以上分二服。

予家常作此药，凡小儿发热，不问伤寒风热，先与此散数服。往往辄愈，兼服小黑膏尤善。此桔梗散与《治人书》方同，名惺惺散。《孔氏家传》云："惺惺散加钩藤、蝉蜕，与小儿喫甚妙，理上壅风热。"

小 黑 膏

治小儿伤寒风痫。

天南星一枚，大者，烧通赤，入小瓶内，湿纸密口，令火灭，取刮之中心存白处如皂荚子大为度，须烧数枚，择其中度可用者一枚　乌头一枚　薄荷一握　元参五钱各为末

上为末，蜜和，葱白汤下案：葱蜜不宜同食，此或有误。豆许，频服。筋缓急，加乳香，同葱白煎汤下。

---

① 再生小儿：使小儿重生。

润州傅医，专卖此药，累千金。予家小儿伤风发热，与二三丸，令小睡，及寤，则已凉矣。

治痘疮无瘢

豆疮欲无瘢，频揭去痂，勿令隐肌，乃不成瘢。纵揭伤有微血，但以面膏涂，无苦也。疮痂①不可食鸡鸭卵，食即时盲，瞳子如卵色。其应如神，不可不戒也。

治疮疹

欲发及已发而陷伏者，皆宜速治，不速，毒入脏必致困，宜服此。

猪血腊月取瓶盛，挂风处令干

上取半枣大，加龙脑大豆许，温酒调下。潘医加绿豆英粉②半枣块同研。

病微有③即消，甚则疮发亦愈。

予家小女子病伤寒，但腹痛甚，昼夜号呼，手足厥冷，渐加昏困，形症极恶，时例发疮子。予疑甚，为医以药伏之，先不畜此药，急就屠家买少生血。时盛暑血至已败恶，无可奈何，多以龙脑香和灌之，一服遂得少睡，须臾一身皆疮点，乃安。不尔，几至不救。

---

① 痂：嘉靖本、程本作“家”，似是。
② 绿豆英粉：“英”字费解。《普济方》卷四百四引本方无“英”字。
③ 有：《普济方》卷四百四引本方作“者”，义长。

辰砂丸

治小儿惊热，多涎、痰疟、久痢、吐乳、午后发热、惊痫等疾。

辰砂　粉霜　腻粉各一分　生龙脑一钱

上软糯米饭为丸，绿豆大。一岁一丸，甘草汤下。大人七丸。

治小儿豌豆疮

入目痛楚，恐伤目。

浮萍阴干

上每服一二钱，随儿大小。以羊子肝半个，入盏子内，以杖子刺碎烂，投水半合，绞取肝汁，调下，食后服。不甚者一服瘥，已伤目者十服瘥。

邢州杜医用此药，前后效者甚多。

麝香散

治小儿走马疳，牙龈腐烂，恶血，口臭，牙齿脱落。

黄连末，三钱　铜绿　麝香各一钱。案：馆本二钱　水银一钱，煮枣肉一枚，同研上漱口净，以药傅疮上，兰香叶覆之。内蚀为坎①者，一傅，即生肉。

治小儿走马疳

小儿走马疳，唇齿疮烂，逡巡狼狈，用此即瘥。

砒霜　粉霜二味，先研极细　石灰罗过三②次研

上等分相合，左右转研，各千③下，当极腻如面，每以鸡翎撮④少许扫疮上，其疮即干。慎勿多用，恐入腹中有大毒，慎之。

海州东海县民家卖此药，每一病，只一扫，如米许大，无不瘥者。

牛黄煎

治小儿诸疳，诸痢，食伤气胀，体羸头大，头发作穗，壮热，不食多困，齿烂鼻疮，丁奚⑤潮热等疾。

大蚵蚾⑥一枚，去皮骨、腹胃，炙为末，以无灰酒一盏，獖猪胆一枚，同熬成膏

诃子炮　使君子　胡黄连　蝉壳不洗　墨石子　芦荟　芜荑　熊胆

---

① 坎：坑穴。
② 三：原脱，据《小儿卫生总微论方》卷二十同方（名"三白散"）补。
③ 各千：原作"多于"，据阁本改。
④ 撮(zhí 植)：此指挑取。
⑤ 丁奚：小儿体瘦腹大之疾。《诸病源候论》卷四十七："小儿丁奚病者……其病腹大颈小，黄瘦是也。"
⑥ 蚵蚾：蟆虫。

朱砂　夜明砂　雄黄各一分，研　木香　肉豆蔻春夏各半分，秋冬各一分　牛黄二钱　麝香一钱　龙脑五分

上为丸，如麻子大，饮下五七丸。

惊疳，金银薄荷汤下。

肝疳腹胀，桃仁茴香汤下。

疳虫，东引石榴苦楝根汤下

五岁以上十丸。此药尤治疳痢，协热而痢者不可服。

田季散

案：馆本"阴阳二胜散"

治久患翻胃①及小儿惊吐，诸吐并医。

好硫黄半两，细研　水银一分。与硫黄再研无星

上同研如黑煤色，每服三钱，生姜四两取汁，酒一盏，同姜汁煎熟调药，空心服，衣被盖覆。当自足指间汗出，迤逦遍身，汗出即瘥。

尝有人病反胃，食辄吐出，午即发，经三年不瘥。国医如孙兆辈皆治疗，百端无验，消羸殆尽，枯黑骨立。有守库卒季吉者见之，曰："此易治也，一服药可瘥。"始都不信之，一日试令合药，与少钱市药，仆次日持药至，止一服。如法服之，汗出皆如胶，腥秽不可近，当日更不复吐，遂瘥。

楚人田医，善治小儿诸吐，亦用此药。量儿长少，服一钱至一字，冷水调下，吐立定。

---

① 翻胃：即"反胃"。唐以前称"反胃"，后因唐人忌"反"，改称"翻胃"。后世二者兼见。

此散极浮难调，须先滴少水，以至缓缓研杀，稍稍增汤，使令调和。若顿入汤酒，尽浮泛不可服。

又予旧官属陈宣德之妻，病翻胃，亦弥年，得一乌头散服之，一服瘥。又楚人孙生，有一茱萸丸，亦疗翻胃。其人自有传，今皆附于此。予校此三方，惟田季有阴阳理，故自胜捷。乌头、茱萸二方，皆性热，用者更量其脏寒温投之。

乌头散①

乌头<small>三两，炮，去皮</small>　川楝子<small>一两半</small>　槟榔　木香<small>各一两</small>

上为末，每服二钱，水一盏，煎至七分，盐一捻，温服。

茱萸丸

孙生传曰：年深膈气翻胃，饮食之物至晚皆吐出，悉皆生②存不化，膈上常有痰涎，时时呕血，胸中多酸水，吐清水无时③。日渐羸瘦，腹中痛楚，时复冷滑，或即闭结，候状不可尽述。自患此疾六年，日可吐及五七度，百方无验。因遇此法，服及两月，诸疾悉瘥，尝愿流传救人。

具方如下：

---

① 乌头散：原无证治，但本方与下方都属上方比较之方，且原目录中有"治久患翻胃"之语，故其证治亦为治翻胃证之方。

② 生：嘉靖本无此字，义胜。

③ 时：《圣济》卷四十七此下有"夜吐辄至晓"五字。

茱萸三分，瓦上①出油　胡椒　人参　当归各五钱　甘草半两，一半生，一半纸裹五七重，醋浸令透，火内慢煨干，又浸，如此七遍　半夏一两，用姜四两研汁，入砂罐子内，用姜汁、井水煮，候破，看存二分白心，取半夏研为膏子　白矾半两，炒干，存性，一分。案：馆本脱"白矾"字

上为末，半夏膏丸，如稍硬，添姜汁，丸如梧桐子大，每服七丸，桑柳条各三十茎，上等银器内煎汤吞下，日三服。忌诸毒物，惟可食油②猪胰脾软饭，此孙生自叙如此。

吴婆散

治小儿疳泻不止，日夜遍数不记，渐渐赢瘦，众药不效者。

黄柏蜜炙　黄连微炒　桃根白皮各一分　木香　厚朴姜汁炙　丁香　槟榔各一钱　芜荑去皮，一分　没石子一钱半　楝根白皮七分。案：程刻半分，似误，今从馆本

上为末，每服一字，三岁以上半钱，五六岁一钱，用紫苏木瓜米饮调下，乳食前，一日三服。

予家小儿，曾有患泻百余日，瘦但有皮骨，百方不瘥。有监兵钟离君见之，曰："何不服吴婆散？立可瘥也。"予因问吴婆散何药。曰："古方也，人家多有之。"乃问求方，合与两三服便效。

又一孙男亦疳泻，势甚危困，两服遂定。若病深者，服一两日间决瘥。

此药若是疳泻，无不验者。药性稍温，暴热泻者或不相当。

---

① 瓦上：阁本后有"焙"字。
② 油：《圣济》卷四十七此下有"煎"字。

寒水石散

治小儿之病，多因惊则心气不行，郁而生涎，逆为大疾，宜服。常行小肠，去心热，儿自少惊①，亦不成疾。

寒水石　滑石水研如泔，扬去粗者存细者，沥干更研，无声乃止。各三两　甘草粉，一两，生

上量儿大小，热月冷水下，寒月温水下。凡被惊，及心热不可安卧，皆与一服，加龙脑更良。

小朱砂丸

出《博济方》

治小儿惊积，镇心化涎。

朱砂一分　巴豆三十粒，去皮、膜，出尽油　半夏汤洗七遍，为末，炒，二钱杏仁五枚，炮，去皮、尖

上面糊丸如绿豆大。二岁一丸，荆芥薄荷汤下，三岁二丸，五岁三丸。如惊伏在内，即行尽，仍旧药出；如无惊，药更不下。

妙香丸

治小儿虚中积，潮热寒热，心腹胀满，疼痛者。

---

① 儿自少惊：小儿即使稍有惊吓。少，稍。

辰砂一两，研　牛黄　生龙脑　麝香各一分　金箔十四片　粉霜一钱　腻粉一钱　蜡二两　巴豆一百二十个，肥大者

上丸，量虚实加减，龙脑浆水下，夜半后服。脏虚，即以龙脑米饮下，每服三丸，如小豆大。药势缓，即按令扁。疾坚者，加至十丸，皆以针刺作数孔，以行药力。小儿取积，丸如绿豆，治小儿吐逆尤效。此药最下胸中烦及虚积。

治小儿脐久不干赤肿出脓及清水

出《圣惠方》

当归焙干，为末，研细

上着脐中，频用自瘥。

予家小儿，常病脐湿五十余日，贴他药皆不瘥，《圣惠方》有十余方。从上试之，至此方一傅而干，后因尿入疮皮复病，又一贴愈。

治小儿热嗽

马牙消　白矾各半斤　黄丹一分

上同研，入合子固济，火烧令红，覆润地一夜，再研。加龙脑半钱，甘草汤下一字，或半钱。

【点评】古人以火煅法作药物炮制时，担心火煅法会带来火毒之气，因而需要用一些办法"伏火"。本方三药研后火烧，然后

要"覆润地一夜"，就是借润地的阴湿之气，以降伏煅烧过程中的火毒。

治小儿疳肥疮

小儿疳肥疮多生头上，淫浸久不瘥，及耳疮等悉主之。

石录①　白芷_{等分}

上以生甘草水②洗疮，傅药，一日愈。

杂记传小说中方③

杂记传小说中有数方，既著于书，必有良验，今录于此。

《北梦琐言》记火烧疮方法：孙光宪家人作煎饼，一婢抱孩子拥炉，不觉落火炉之上，遽以醋泥傅之。至晓不痛，亦无瘢痕，是知俗说亦不厌多闻。

《朝野佥载》记毒蛇伤：用艾炷当啮处灸之，引去毒气即瘥。其余恶虫所螫，马汗入疮，用之亦效。

又记：筋断须续者，取旋覆根，绞取汁，以筋相对，取汁涂而封之，即相续如故。蜀儿奴④逃走，多刻筋，以此续之，百不失一。

《广五行记》治噎疾：永徽中，绛州有僧病噎数年，临死遗命，

---

① 石录：即"石绿"。

② 水：原脱，据《幼幼新书》卷二十五补。

③ 杂记传小说中方：原脱，目录亦无，据内容补。

④ 奴：原作"如"，据《朝野佥载》卷一改。

令破喉视之，得一物，似鱼而有两头，遍体悉是肉鳞，致①钵中，跳跃不止。以诸味置钵中，悉化为水。时寺中方刈蓝作靛，试取少靛置钵中，此虫绕钵畏避，须臾虫化为水，世人以靛治噎疾②。

《国史补》言：有白岑者，疗发背，其验十全。后为淮南十③将节度使高适胁取其方，然不甚效。岑后至九江，为虎所食，驿吏于囊中得其真方。太原王升之，写以传布。后鲁国孔南得岑方，为王传号灵方至今，具于后。案：方缺④。

吕君子西华，洛阳人，孤贫无家，著作郎韦颛与其先有旧，以其子妻之。应秀才，五举不第，与同志张元伯入王屋山，时莫知之者。俄西华疽发背，脓血被身，筋骨俱见，告元伯曰："吾将死矣！扶至于水傍，俟天命而已。"元伯无可奈何，因从其言，露卧数宿。忽有一胡僧振锡⑤而至，视其疮曰："膜尚完，可治也。"乃出合中药，涂于软帛上，贴，四五日生肌，八九日肉乃平，饮膳如故。僧云："吾将他适，虑再发此疾无药疗。"因示其方，约令秘之。西华顿首曰："微⑥吾师，遗骸丘亩矣。虽力未能报，愿少伸区区。何遽言别乎？"僧曰："始以君病而来，今愈吾去矣，安用报为？"乃去，数步之间不复见。

西华归，以事白韦，韦因请其方，西华不与，韦知其终不可得，乃白于考功裴辉卿员外，请以名第唊⑦而取之，裴如其言。西华对曰："愚修文以求名，不沽方以求进。"竟下第而返。后河南尹闻之，

---

① 致：放，置。

② 噎疾：阁本此后有"始此"二字。

③ 十：嘉靖本作"小"。

④ 方缺：原方《国史补》未载。可参看下文引《北齐书》，该条文末云："与白岑方相类也。"

⑤ 振锡：谓僧人拄锡杖而行。

⑥ 微：无，没有。

⑦ 唊：原作"陷"，四库本作"啗"，"啗"同"唊"，以利益引诱人。据改。

谓韦曰："有一计取之"。韦曰："何计?"曰："陷于法禁，免其罪而购之。"逾月果罢其罪，狱成引决，亲喻之，令出其所秘方，可以免雪。西华守死，无求免之色，尹无奈何，乃释之。西华知失考功之旨，又见薄于外舅，虽精苦日甚，而文趣转疏。如是经五稔，见黜于春官，乃罢去。薄游梁宋间，值姨弟李潜尉封丘，淹延半岁，以酒肉过量，疽复发，既笃①，欲以前方疗之，惧人知之，忧疑阻丧②，久不能决。潜知其意，乃喻之曰："闻兄有神授名方，今病亟矣，奈何惧潜见方之故，忍死而不治? 岂保生承继之意耶?"西华不得已，乃口授之，潜欲审其意，皆三反复之，及药成，潜亲傅之。寻疾平，乃游荆蛮，不知所之。潜于是手疏五十本，遍遗亲识，以矫西华之僻。

前润州金坛县尉得其方，每贮其药物。尝游西蜀，活将死者五六人。每欲传其事贻于后，以家故行役，未谐此意。贞元十年冬十月，偶于秋浦与霍愿同诣周南宅，夜话既久，言及方书，遂授之于周南，令志之。

方曰：此发背者，自内而出外者也，热毒中膈，上下不通③，蒸背上虚处，先三五日隐脉妨闷④，积渐成肿，始出皮肤，结聚成脓也，其方如后：馆案云："此节文义不甚可解，疑有错落"。

白麦饭石颜色黄白，类麦饭者尤佳，炭火烧⑤，取出，醋中浸⑥十遍止。案：馆本"颜色黄"，无"白"字　白蔹末。与石等分⑦　鹿角二三寸截之，不用自脱者，原带脑骨者，即非自脱，炭火烧，烟尽为度，杵为末。与前二味各等分

———————

① 笃：重。
② 阻丧：同"沮丧"，灰心丧气。
③ 上下不通：原作"上下不以"，六醴斋本作"气血凝涩"，据《圣济》卷一百三十一改。
④ 妨闷：同"烦闷"。
⑤ 烧：《圣济》卷一百三十一作"煅"，文化本、《圣惠方》卷六十二作"烧赤"。
⑥ 浸：文化本、《圣惠方》卷六十二、《圣济》卷一百三十一作"淬"，义长。
⑦ 与石等分：原脱，据嘉靖本、程本补。

上并捣细末，取多年米醋，于铫中煎，令鱼眼沸，即下前件药末，调如稀饧，以篦子涂傅肿上，只当疮头留一指面地勿令合，以出热气。如未脓，当内消；若已作头，当撮小；若日久疮甚，肌肉损烂，筋骨出露，即布上涂药，贴之疮上，干即再换。但以膈中不穴，无不瘥。疮切忌手触，宜慎之。

刘梦得《传信方》亦出，不如此之备。

《北齐书》：杨遵彦患发背肿，马嗣明以炼石涂之便瘥。其方取粗黄石如鹅卵大，猛火令赤，内酽醋①中。因有屑落醋中，频烧石尽，取屑，暴捣，和醋涂于肿上，与白岑方相类也。

《独异志》：唐贞观中，张宝藏为金吾卫士②，尝因下直归栎阳，路逢少年畋猎③，割鲜野食，倚树叹曰："张宝藏身年七十，未尝得一食酒肉如此者，可悲哉！"旁有僧指曰："六十日内，官登三品，何足叹④也！"言讫不见，宝藏异之。即时还京师，时太宗苦于气痢⑤，众医不效，即下诏问殿廷左右，有能治此疾者，当重赏之。宝藏曾困其疾，即具疏乳煎荜茇方，上服之立瘥。宣下宰臣与五品官。魏徵难之，逾月不进拟。上疾复发，问左右曰："吾前服乳煎荜茇有功，复命进。"一啜又平。因思曰："尝令与进方，人五品官，不见除授，何也？"徵惧曰："奉诏之后，未知文武二吏"。上怒曰："治得宰相，不妨已授三品官，我天子也，岂不及汝耶？"乃厉声曰："与三品文官，授鸿胪寺卿"。时正六十日矣。

其方：每服，用牛乳半斤、荜茇三钱匕同煎，减半，空腹顿服。

---

① 酽（yàn 验）醋：浓醋。《北齐书·马嗣明传》"酽"作"醇"，义同。
② 卫士：《独异志》作"长"，明抄本《独异志》作"长史"。
③ 畋（tián 田）猎：打猎。
④ 叹：原作"难"，据《独异志》卷上改。
⑤ 气痢：《独异志》卷上作"痢疾"。

马提刑记医：先祖忠肃公^①，天圣中，以工部尚书知濠州^②，家有媪病漏，盖十余年。一日，老兵扫庭下，且言："前数日过市，有医自远来，道'疮漏可治，特顷刻之力耳。'"媪曰："吾更医多矣，不信也。"其党有以白忠肃公者，即为召医，视之曰："可治无疑。须活鳝一，竹针五七枚。"医乃掷鳝于地，鳝因屈盘，就盘以竹针贯之，覆疮良久，取视，有白虫数十如针着鳝。医即令置杯中，蠕动如线。复覆之，又得十余枚，如是五六。医者曰："虫固未尽，然其余皆小虫。竟请以常用药傅之。"时家所有，槟榔、黄连为散傅之，医未始用药。"明日可以干艾作汤，投白矾末二三钱，洗疮，然后傅药。盖老人血气冷，必假艾力以佐阳，而艾性亦能杀虫也。如是者再，即生肌，不一月当愈。"既而如其言。医曰："疮一月不治则有虫，虫皆蠕动，气血亦随之，故疮漏不可遽合则结痛，实虫所为。"又曰，"人每有疾，经月不痊，则必瘥，虚劳。妇人则补脾血，小儿则防惊疳，二病^③则并治瘴疠。"医无名于世，而治疾有效，亦良医也。又其言有理，故并录之。案：此条后数行似有脱误。

子瞻杂记

男子之生也覆，女子之生也仰，其死于水也亦然。男内阳而外阴，女子反之，故《易》曰：坤至柔而动也刚。《书》曰：沉潜刚克。古之达者盖知此也。秦医和曰：天有六气，淫为六疾，阳淫热疾，阴淫寒疾，风淫末疾，雨淫腹疾，晦淫惑疾，明淫心疾。夫女，阳物而

---

① 忠肃公：马亮，《宋史》卷二百九十八有传。
② 濠州：据《宋史·马亮传》，马亮仁宗初曾知亳州，"濠州"似误。
③ 二病：《医说》卷六《鳝鱼覆漏》条作"二广"，指宋代广南东、西路，义胜。

晦时，故淫则为内热蛊惑之疾。女为蛊惑，世知之者众，其为阳物而内热，虽良医未之言也。五劳七伤皆热肝①而蒸，晦者不为蛊则中风，皆热之所生也。医和之语，吾尝表而出之，读《左氏春秋》书此。

臬耳，并根、苗、叶、实皆濯出沙土，悬阴干，净扫地上，烧为灰，汤淋取浓汁，泥连二灶炼之，灰汁耗，即旋取傍釜中已滚灰汁益之。经一日夜不绝火，乃渐得霜，干瓷瓶盛之，每服，早、晚、临睡，酒调一钱匕，补暖、去风、驻颜，不可备言。尤治皮肤风，令人肤草②滑净，每洗面及浴，取少许如澡豆用，尤佳，无所忌。

昌图③之父从谏，宜州文学，家居于邕，服此十余年，今八十七，红润轻健，盖专得此药力也。

杜甫诗有《除蔽④草》一篇，今蜀中谓之毛琰。毛芒可畏，触之如蜂虿。然治风疹⑤，择最先者，以此草点之，一身皆失去，叶背紫者入药。

仆有一相识，能治马背鬃⑥。有富家翁买马直百余千，以有此病，故以四十千得之。已而置酒饮人，求为治之，酒未三行，而鬃以正，举座大笑。其方用烹猪汤一味，暖令热，浴之，其鬃随手即正不复回。良久乃以少冷水洗之。此物能令马尾软细，及治焦秃，频以洗之，不月余，效极神良，秘之秘之。

马肺损，鼻中出脓，医所不疗。云肺药率用凉冷，须食上饮之，

---

① 肝：嘉靖本作"汗"，《志林》、《全集》卷六十六均作"中"。
② 草：嘉靖本作"华"；《医说》卷六《臬耳补益》作"革"，义长。
③ 昌图：《全集》卷七十三作"苏昌图"。
④ 蔽(qián 前)：同"荨(qián 前)"，荨麻，一种可以引起皮肤过敏的草。《本草纲目》卷十七"荨麻"："'荨'字本作'蔽'。杜子美有除蔽草诗，是也。"
⑤ 疹：《笔记》《全集》卷七十三作"疹"，义长。
⑥ 马背鬃：据下文，似指马背鬃毛倒伏之病。

而肺痛畏草所制①，不敢食草。若不食而饮凉药，是速其死也，故不医。有老卒教予："以芦菔根煮糯米作粥，入少许阿胶啖之，马乃敢食。食已，用常肺药，入诃黎勒皮饮之。凉药为诃子所涩于肺上，必愈。"用其言，信然。

---

① 制：《全集》卷七十三作"刺"，义长。

跋

《沈氏良方》，后人益以苏氏之说，遂名之曰《苏沈良方》，非当时合著之书也。余藏旧刻印本书十卷，不列存中氏原序，而载有林灵素一叙，亦止论沈，未及苏。其卷首一叙，兼及沈苏，文颇拙塞，不著作者姓名，盖俗笔也。

按《永乐大典》中有《苏沈良方》名目，盖从《宋史·艺文志》来者。则知合苏沈而传于今日之本，约略宋末人为之耳。又考《宋史》沈氏《良方》十卷，《苏沈良方》十五卷，以藏本卷数较之，虽合沈氏，却杂以苏说。若从《苏沈良方》，则少五卷矣。岂在当时已散佚不全耶？其中误字甚多，几至不可读，为之订正。然内症外症，妇人小儿，以至杂说，依稀略备，似非不全之本。盖古人以医卜为贱术，作史者志方书，未必详加考订。即如刘涓子之《鬼遗方论》，《宋史》作《鬼论》，脱去"遗方"二字，则其他之疏略可知也。此书卷帙，未符宋志，其间分合多寡，不可考矣。内中诸方，间已见之《博济》《灵苑》诸书。即其余亦莫不应病，神验异常，至有不可以理测者，岂非龙宫之所授耶？

今为授梓，并补刻沈氏原叙一篇，熟读"五难"，大有裨益。

瘦樵程永培跋

鲍廷博后记

《良方》，讬始于沈梦溪，迨宋南渡后，或益以东坡论说，而苏沈之名著焉。元明以来，其传渐寡。近年吴郡程君永培始出藏本授梓以行。会朝廷诏颁内殿聚珍版本于各直省，于是其书复大显于世。顾殿本初颁，藏弆①家争先快睹，既不敷承领，而程刻又不列坊肆，无以餍②四方之求。博因参合两本，益广其传。上以仰副圣天子嘉惠艺林之至意，而程君活人济世之心抑又推而广之矣。

殿本辑自《永乐大典》，大概详沈而略苏，程刻较完，而承讹袭谬，无从是正。往时程君过予，语次及之，若有歉然于中者。盖虑及贻误较他书所系尤重也。今证以殿本，尽刊其误，其为愉快当何如耶！

刊成，谨冠提要于简端，以还殿刻之旧。卷末仍先以程跋，用示不敢掠美之意云。

乾隆癸丑十月上浣四日歙鲍廷博识于柳塘寓庐

---

① 弆(jǔ 举)：收藏。
② 餍：满足。

附录一

钦定四库全书总目提要

苏沈良方八卷今刊据吴郡程永培本足成十卷

臣等谨案：《苏沈良方》，宋苏轼、沈括二人所集方书也。括博学善文，史称其于医药卜算无所不通，皆有所论著。其见于《宋·艺文志》者，有《灵苑方》二十卷、《良方》十卷，而别出《苏沈良方》十五卷，注云沈括、苏轼所著。今考陈振孙《书录解题》，有《苏沈良方》而无《沈存中良方》。尤袤《遂初堂书目》亦同。晁功武《读书志》则二书并列，而于《沈存中良方》下云"或以苏子瞻论医药杂说附之"，《苏沈良方》下亦云括"集得效方成一书，后人附益以苏轼医药杂说"。所言二书体例约略相似，而《永乐大典》又载有《苏沈良方》原序一篇，亦括一人所作，且自言"予所著良方"云云，当即存中《良方》之序。疑此书即括原本，后人以苏轼所编方书附入其间，而别题此名者耳。案：明·晁瑮《宝文堂书目》有《苏沈二内翰良方》一部，是正嘉以前传本未绝，其后不知何时散佚。今据《永乐大典》所载掇拾编次，厘为八卷。宋士大夫类通医理，而轼与括尤博洽多闻。其所征引，于病证治验皆详，著其状确凿可据，其中如苏合香丸、至宝丹、礞石丸、椒朴丸等类，已为世所常用，至今神效。即有奇秘之方世不恒见者，亦无不精妙绝伦，足资利济，洵为有用之书，固不仅以其人传也。

乾隆四十一年十月恭校上。

总纂官侍读学士　臣　陆锡熊

侍读学士　臣　纪　昀

纂修官编修　臣　王嘉曾

【点评】由落款可知，底本提要转录自乾隆四十六年（1781）《总目》初稿，实为《苏沈良方》辑校时所撰。因《总目》初稿编成后屡经修改，本书现今通行本之《总目》提要多为乾隆四十九年所拟，一并附录书后，以备参考。

四库全书提要

　　臣等谨案：《苏沈良方》八卷，宋·沈括所集方书，而后人又以苏轼之说附之者也。考《宋史·艺文志》有括《灵苑方》二十卷，《良方》十卷，而别出《苏沈良方》十五卷，注云沈括、苏轼所著。陈振孙《书录解题》有《苏沈良方》十卷而无沈存中《良方》，尤袤《遂初堂书目》亦同。晁公武《读书志》则二书并列，而于沈存中《良方》下云"或以苏子瞻论医药杂说附之"，《苏沈良方》下亦云"括集得效方成一书，后人附益以苏轼医学杂说"。盖晁氏所载《良方》即括之原本，其云"或以苏子瞻论医药杂说附之"者，即指《苏沈良方》。由其书初尚并行，故晁氏两载，其后附苏说者盛行，原本遂微，故尤氏、陈氏遂不载其原本。今《永乐大典》载有《苏沈良方》原序一卷，亦括一人所作，且自言"予所作《良方》"云云，无一字及轼，是亦后人增附之后，并其标题追改也。案：明·晁瑮《宝文堂书目》有《苏沈二内翰良方》一部，是正嘉以前传本未绝，其后不知何时散佚。今据《永乐大典》所载，掇拾编次，厘为八卷。史称括于医药卜算，无所不通，皆有所论著，今所传括《梦溪笔淡》，末为药议一卷，于形状、性味、真伪、同异，辨别尤精。轼杂著时言医理，于是事亦颇究心。盖方药之事，术家能习其技而不能知其所以然，儒者能明其理而又往往未经试验。此书以经效之方，而集于博通物理之手，固宜非他方所能及矣。

　　乾隆四十九年十月恭校上。

总纂官臣纪昀、臣陆锡熊、臣孙士毅
总校官陆费墀

御制题武英殿聚珍版十韵有序

校辑《永乐大典》内之散简零编，并搜访天下遗籍不下万余种，汇为《四库全书》。择人所罕觏，有裨世道人心及足资考镜者，剞劂①流传，嘉惠来学。第种类多则付雕非易，董武英殿事金简，以活字法为请，既不滥费枣梨②，又不久淹岁月，用力省而程功速，至简且捷。考昔沈括《笔谈》，记宋庆历中，有毕升为活版，以胶泥烧成。而陆深《金台纪闻》则云：毗陵人初用铅字，视版印尤巧便。斯皆活版之权舆③。顾埏泥④体粗，熔铅质软，俱不及锓木之工致。兹刻单字计二十五万余，虽数百十种之书，悉可取给。而校雠之精，今更有胜于古所云者。第活字之名不雅驯，因以聚珍名之，而系以诗：

稽古搜四库，于今突五车。

开镂思寿世，积版或充闾。

张帖唐院集，周文梁代余。

同为制活字，用以印全书。

精越鹖冠体，昨岁江南所进之书，有《鹖冠子》，即活字版。第字体不工，且多讹谬耳。富过邺架⑤储。

机圆省雕氏，功倍谢钞胥。

联腋事堪例，埏泥法似疏。

---

① 剞劂（jī jué 机厥）：雕板，刻印。

② 枣梨：工指雕版印刷。枣木与梨木为古代雕版印刷常用材料。

③ 权舆：起始，开始。

④ 埏（yán 延）泥：以水和泥。

⑤ 邺架：唐朝中期著名道家学者、政治家、谋臣李泌，封邺县侯，藏书颇丰。唐·韩愈《送诸葛觉往随州读书》诗："邺侯家多书，插架三万轴。"后以"邺架"作为藏书的美称。

毁铜昔悔彼，<small>康熙年间编纂《古今图书集成》，刻铜字为活版。排用蒇①功，贮之武英殿。历年既久，铜字或被窃缺少。司事者惧干咎，适值乾隆初年，京师钱贵，遂请毁铜字供铸。从之。所得有限，而所耗甚多，已为非计。且使铜字尚存，则今之印书不更事半功倍乎！深为惜之。</small>刊木此惭予。

既复羡梨枣，还教慎鲁鱼②。

成编示来学，嘉惠志符初。

乾隆甲午仲夏

---

① 蒇（chǎn 产）：完成，事情办完。

② 鲁鱼：代指文字讹误。二者为形近字，古人用为书籍传写形近讹字之例。《抱朴子·内篇·遐览》："书三写，鱼成鲁，帝成虎。"

苏沈内翰良方序①

沈公内翰，字存中，博古通今，古君子也。留心医书，非所好也，实有补于后世尔。公凡所至之处，莫不询究。或医师，或里巷，或小人，以至士大夫之家，山林隐者，无不求访。及一药一术，皆至诚恳切而得之，终不以权势财货逼而得之，可见其爱物好生之理也。公集而目之②曰《良方》。如古之良医者，若孙真人，未尝不以慈悲、方便、救护为念也。近世有人，或得一方，小小有效，则其莫得之，此亦为衣食故也。若夫腰金佩玉，出权贵之门，又安敢望其面目乎？余得此方十有余年，恨箧无金帛，而能成就一板，使流传天下后世，疗夫久疾沉疴缠绵之苦者也，岂自言微功有所利也。然此方经验有据，始敢镂行。

永嘉金门羽客林灵素序

---

① 苏沈内翰良方序：北宋末年重刊沈括《良方》之序，徽宗时道士林灵素撰，亦称"林序"。录自人民卫生出版社据程永培《六醴斋医书十种》影印本。
② 目之：谓给书加标题。

苏沈内翰良方序①

雅②日慕苏沈之书，晚晏方获录册，不知谁之缮写，意③自宋梓来也。观其论草物，疏骨蒸，其高出群哲之见者矣。医家以《本草》为指南，而记药品者，虽源于神农，然渐远渐讹，未必无未尽之说。苟不详考而误用之，几何④不益夫病势，而贼夫元真哉！所以辨其方种，著其形味，使不容于毫末乱之。而饵物者，如乘皇舟以渡安流，必无伤生害性之具⑤也。

夫真阳之管人身，赫然郁然，其气之热匪邪也。受疾者必有邪奸其间，随脏腑以作难，属经分而为慝。然其所以可深虞而遐虑之者，缓缓迟迟，煎阴沸液，不患不底⑥于其毙，故曰某蒸。曰某蒸，因而灸药，如捕盗者，密搜其所在以系获之，则良民妥绥矣。

今之医者，不广索其药味之正，而因其便近者，承乏代无⑦，则对疴之功罔奏，徒为伪市淆物者之利焉。观诸此，亦⑧知警于其心者。又医以脉察病，统云劳瘵内热，不斟酌其五内之重轻，不窥测其表里之先后，经使弗施，君剂弗立，何以疗其含茹蓄积之一症耶？观

---

① 苏沈内翰良方序：录自人民卫生出版社据程永培《六醴斋医书十种》影印本。撰人不详，因见于现存最早之明嘉靖本《苏沈良方》，学者多谓为嘉靖本刻书序。又序中有"意自宋梓来也"之语，可知此序成于宋以后，嘉靖本刊刻之时或之前。

② 雅：素来。

③ 意：原作"憶"，"意"的俗字。料想，猜想。

④ 几何：怎能。

⑤ 具：才干，引申指"功用"。

⑥ 底：同"抵"，达到。

⑦ 承乏代无：谓姑且以相类似的药代用。

⑧ 亦：与下文"则亦知悟于其心者"相对，或脱一"则"字。

诸此，则亦知悟于其心者。

其余执论立方，席卷妇人小儿之诸病而剸裁之，又时采延年地仙之方而补益之，可谓竭矣哉！

盖坡老仕宋，频得言谴，而放逐危难者屡焉。其以刚亮锐直之资，动里省躬之际，乃正其所也。陆贽不用，阖门修方书①之意，犹乎此。盖古人上不得致君于唐虞，则薄其赋役，纤其刑罚，为之视而不伤于跌，为之听而不折于震，布利益生民之政，以挽回酷虐之风，亦其次也。若医术一事，滞者使之通，卧者使之起，瘠者使之充，昏者使之爽，秘者使之开，忧子者泰父母反侧之心，痛夫者开妻妾釁戚之思，鬼门转其足，生宅复其魂，推广仁民之道，端②在于是。此坡老之隐抱，而沈括，则博闻精见，格物游艺，旁通医药，尤所以足成一家之书也夫。

---

① 陆贽(zhì 制)……方书：陆贽(754—805)，字敬舆。中唐著名政治家、文学家、政论家，谪居僻地时，编修方书《陆氏集验方》50 卷。

② 端：正。

附录二

苏沈内翰良方目录①

第一卷

脉说

苍耳说

记菊

记海漆

记益智花

记食芋

记王屋山异草

记元修菜

记苍术

记流水止水

论脏腑

论君臣

论汤散丸

论采药

论橘柚

论鹿茸麋茸

论鸡舌香

论金罂子

论地骨皮

论淡竹

论细辛

论甘草

论胡麻

论赤箭

论地菘

论南烛草木

论太阴元精

论稷米

论苦耽

论苏合香

论熏陆香

论山豆根

论青蒿

论文蛤海蛤魁蛤

论漏芦

论赭魁

论龙芮

---

① 苏沈内翰良方目录：原书目录，供参考。

论麻子

灸二十二种骨蒸法

唐中书侍郎崔知悌①序

取穴法②

用尺寸取穴法

艾炷大小法

取艾法

用火法

具方

第二卷

论风病

治风气四神丹

四味天麻煎

治偏风瘫痪脚气等疾③木香散

治筋骨诸疾④左经丸

治三十六种风烧肝散

治鹤膝风伊祁丸

治风乌荆丸

治风气不顺天麻煎丸

服威灵仙法

治肝瘘脚弱煮肝散

治风毒攻眼内外障乌头煎丸

又方(羌活散⑤)

治诸风伤寒通关散

治风邪诸痫辰砂散

治诸风上攻头痛方

治筋脉抽掣疼痛侧子散

治肾脏风四生散

第三卷

论圣散子

圣散子启

圣散子方

解伤寒小柴胡汤

治伤寒及一切风麻黄丸

治暑暍逡巡闷绝

治暑伤肌肤疮烂

治瘴木香丸

治伤寒瘕气枳壳汤

加减理中丸⑥

治胸痹切痛栀子汤

五积散

顺元散

紫金丹

治脾⑦寒疟疾七枣散

治气虚阳脱体冷葱熨法

---

① 崔知悌：原作"崔悌"，据正文改。崔知悌为唐代医家，曾为洛阳司马，高宗时任中书侍郎。

② 取穴法：原此后有"骨蒸辨验"一条，各校本无，据正文及校本删。

③ 瘫痪脚气等疾：原脱，据正文、嘉靖本补。

④ 诸疾：原脱，据正文补。

⑤ 又方羌活散：原脱，据正文及目录体例补。

⑥ 加减理中丸：虽另立标目，正文中实为上条"治伤寒瘕气枳壳汤"之附方。

⑦ 脾：原作"痹"，据正文改。

金液丹

第四卷

服茯苓说

服茯苓赋并序

治脏腑冷极木香散

治一切积滞化气硇砂煎①丸

养血去积滞桂丸方②

黑神丸

神保丸

治腹中切痛小建中汤

治胃气小腹切痛进食散

止逆定喘压气散

消食化气诃子丸

治脾胃虚冷椒朴丸

治喘手足肿无碍丸

治脾胃虚弱并妇人脾血久冷桂香散

治胃虚泄泻健脾散

治久患脾泄香姜散

治一切滞气引气丹

治一切气痛沉麝丸

治诸气礞石丸

消食化气止泻腹中冷疾褐丸

治胃气虚③霍乱吐泻香茸散案：馆本作"神"

圣香薷散④

治腹中气块方

暴下方

治泻痢方

茶方

第五卷

与翟东玉求地黄

治肺痿客忤等疾苏合香丸

治劳明月丹

治久嗽劳嗽火角法

治积年肺气九宝散

治脚气流注等疾何首乌散

治消渴方

治嗽并嗽血唾血经效阿胶丸

灸咳逆法

止咳逆羌活散

治肺喘

镇心安神解热朱砂膏

镇心空膈去邪及治妇人血攻等疾蕊珠丹

至宝丹

治血气心腹痛四神散⑤

急下涎半夏汤

治痰壅胸膈胀痛等疾白雪丸

解暴热化痰龙胆丸

第六卷

问养生

---

① 煎：原脱，据正文补。
② 养血去积滞桂丸方：虽另立标目，正文中实为上条"硇砂煎丸"之附方。
③ 虚：原脱，据正文标题附引"馆本"补。
④ 散：原作"饮"，据正文标题并原方节度语改。
⑤ 散：原作"丹"，据正文改。

论修养寄子由

养生说

续养生论

书养生论后

养生偈

养生说

上张安道养生诀

神仙补益

榖子煎法

书辟谷说

阳丹诀

阴丹诀

秋石方

阴炼法

阳炼法

金丹诀

龙虎铅汞说

记丹砂

记松丹砂

第七卷

治眼齿

治内瘴眼

还睛①神明酒

治诸目疾

点眼熊胆膏

治眼茴实散

治内瞳青盲一切眼疾狸鸩丸

治偏头痛方

治头痛硫黄丸②

治气攻头痛胡芦巴散

治鼻衄方

治鼻衄不可止欲绝者

治鼻衄刺蓟散

治热吐槐花散

治吐紫粉丸

止吐软红丸

治吐逆粥药不下者酒磨丸

治口疮绿云膏

灸牙疼③法

服松脂法乌髭

第八卷

治水气肿满法

治水气逐气散

治小肠气二姜散

治小肠气下元闭塞不通川楝散

治小肠气仓卒散

治小肠气断弓弦散

治痢芍药散

治痢四神散

疗痢血方

水泻里急后重樗根散

① 睛：原作"精"，据正文改，

② 硫黄丸：原作"流法方"，据正文标题改。

③ 灸牙疼：原作"灸牙痛"，据正文标题改。

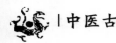

药歌

治肠痔下血如注

治小便不通

治小便数并治渴

治梦中遗泄茯苓散

疗寸白虫

第九卷

疮疡久不合

小还丹治背疽痈疖①

治发疽柞叶汤

治肿毒痈疽

登州孙医白膏尤善消肿

云母膏

治瘾疹久不瘥小朱散

治发疮疹不透畜伏危困

治瘰疬柴胡汤又用贴疮药

治瘰疬方

疗风毒瘰疬

治恶疮地骨皮散

治癞方

治远年里外臁疮不瘥者

治下疰脚疮火府丹

疗久疮

治疮疥甚者

治阴疮痒痛出水不瘥

又方②

治癣方

系瘤法

治甲疽疳③肉裹甲脓血

续骨丸

治伤折内外损神授散

治骨鲠或竹木签刺喉中不下

治诸鲠

第十卷

治妇人产乳百疾泽兰散

治妇人血风劳朱贲琥珀散

治少男室女骨蒸等疾麦煎散

治妇人妊娠伤寒白术散

治产后众疾肉桂散

治产后血晕血瘕大黄散

治小儿急慢惊风黑神丸

治褓中小儿脐风撮口法

治小儿诸风诸疳痫青金丹

治小儿风热时气疮疹发热桔梗散

治小儿伤寒风痫小黑膏

治豌痘疮无瘢

治疮疹欲发已发而陷伏者

治小儿惊热等疾辰砂丸

治小儿豌豆疮入目方

---

① 小还丹治背疽痈疖：正文此上有"治痈疽"一条。

② 又方：正文中此为上条之附方。

③ 疳：原作"努"，据常例改，详见正文注。

治小儿走马疳①麝香散

治小儿走马疳牙唇烂

治小儿诸疳诸痢食伤牛黄煎

治久患翻胃及小儿惊吐诸吐方

治久患翻胃乌头散

治膈气翻胃茱萸丸

治小儿疳泻吴婆散

治小儿因惊气郁生涎寒水石散

治小儿惊积小朱砂圆

治小儿虚中积潮热等疾妙香丸

治小儿脐久不干赤肿出脓

治小儿热嗽

治小儿疳肥疮生头上及耳疮等症

杂录

---

① 疳：此下原有"牙"字，义不足。正文标题与内容对应的为"治小儿走马疳，牙龈腐烂"等语，此处语简，故删。

附录三

方名索引

二画

二姜散　117

七枣散　51

九宝散　74

三画

大黄散　143

川楝散　117

小朱散　130

小朱砂丸　153

小还丹　126

小建中汤　60

小柴胡汤　43

小黑膏　146

四画

无碍丸　64

云母膏　128

木香丸　46

木香散　30,57

五积散　50

牛黄煎　149

仓卒散　117

乌头散　151

乌头煎丸　35

乌荆丸　33

火角法　74

火府丹　134

引气丹　66

五画

左经丸　31

龙胆丸　83

田季散　150

四生散　39

四神丹　29

四神散　81,119

白膏　128

白术散　142

白雪丸　82

半夏汤　81

圣散子方　43

六画

地骨皮散　132

芍药散　118

压气散 62

至宝丹 80

肉桂散 143

朱贲琥珀散 141

朱砂膏 79

伊祁丸 33

七画

麦煎散 142

进食散 61

苏合香丸 71

辰砂丸 148

辰砂散 37

还睛神明酒 105

吴婆散 152

何首乌散 75

疗寸白虫 123

疗风毒瘰疬 132

羌活散 77

沉香天麻煎丸 34

沉麝丸 66

诃子丸 62

妙香丸 153

八画

青金丹 145

刺蓟散 111

软红丸 113

具方 28

明月丹 73

侧子散 38

金丹诀 101

金液丹 53

泽兰散 141

治小儿走马疳 149

治小儿热嗽 154

治小儿脐久不干赤肿出脓及清水 154

治小儿痟肥疮 155

治小儿豌豆疮 148

治小便不通 122

治小便数方 122

治水气肿满法 116

治甲疽 137

治发疮疹不透畜伏危困者 130

治年久里外疮臁不瘥者 134

治阴疮痒痛出水久不瘥 135

治肺喘 79

治泻痢方 69

治疮疥甚者 135

治疮疹 147

治痈疽 125

治诸风上攻头痛方 38

治诸鲠 139

治暑暍逡巡闷绝不救者 45

治腹中气块 69

治鼻衄不可止欲绝者 110

治鼻衄方 110

治癫方 133

治癣方 136

经效阿胶丸 76

九画

茱萸丸 151

茯苓散 123

茶方 70

枳壳汤 47

柞叶汤 127

栀子汤 49

点眼熊胆膏 107

香姜散 65

秋石方 98

顺元散 51

神圣香薷散 68

神保丸 60

神授散 138

十画

桂香散 64

桔梗散 146

逐气散 116

柴胡汤 131

健脾散 65

狸鸠丸 108

烧肝散 32

酒磨丸 113

通关散 36

十一画

硇砂煎丸 58

偏头痛方 109

麻黄丸 45

断弓弦散 118

续骨丸 137

绿云膏 114

十二画

煮肝散 35

胡芦巴散 110

椒朴丸 63

硫黄丸 109

紫金丹 51

紫粉丸 112

黑神丸 59,144

寒水石散 153

十三画以上

槐花散 112

褐丸 67

蕊珠丹 80

樗根散 120

礞石丸 67

茼实散 108

麝香散 148